認知症 BPSD
～新しい理解と対応の考え方～

監修：本間　昭　認知症介護研究・研修東京センター センター長
　　　木之下 徹　医療法人社団こだま会こだまクリニック 院長

日本医事新報社

― 序 ―

　認知症の医療とケアを巡る課題は山積している。その1つがBPSD（Behavioral and Psychological Symptoms of Dementia：認知症に伴う行動と心理症状）への対応である。

　本書では、BPSDをどのように捉えればいいのか、その新しい理解と対応の考え方について、認知症の豊富な臨床経験を持つ精神科医や神経内科医などが、実地医家の視点で述べている。そこで繰り返し述べられているように、BPSDは認知症の原因疾患に直接対応するわけではなく、環境や心理的要因を含めたさまざまな要因によって修飾される。

　専門を問わず医師であれば、日常生活で認められる症候が、病者の生活環境や介護者との関係にも影響を受けることは十分認識しているはずである。しかし、現状の認知症診療において、そうした視点で適切に症候を見極めることができているかと問えば、答えは否であろう。関係者間でコンセンサスが得られたBPSDの評価、あるいは対応ガイドラインが未だ整備されていない背景には、認知症者とは意思の疎通ができないという偏った思い込みがあるのではないだろうか。

　本書に共通するキーワードは「生活」と言ってもいいであろう。認知症診療の目標が「高齢者の尊厳の保持を基本とし、たとえ認知症になっても、できるだけ住み慣れた地域における馴染みの人間関係や居住空間の中での暮らしを継続できるよう支援すること」であることに異論はないと思う。

　本書でそれぞれの著者が述べている、「認知症者と介護者をいかに支え得るか」という視点は、認知症者に限らず、すべての病者に対する医療とケアに共通に求められる視点であることを強調したい。

2010年4月
本間　昭

― 目次 ―

第1章　BPSDにどう向き合うか
医療法人社団こだま会こだまクリニック　　木之下　徹　　1

第2章　症候から認知症の人の思いを読む
滋賀県立成人病センター老年内科　　松田　実　　19

第3章　BPSDへの具体的対応
入間平井クリニック　　平井　茂夫　　41

第4章　身体疾患とBPSD
医療法人社団つくし会新田クリニック　　新田　國夫　　63

第5章　家族へのアドバイスのコツ
筑波大学臨床医学系精神医学　　朝田　隆　　77

第6章　BPSDの評価と診断、治療・ケアのコツ
熊本大学大学院生命科学研究部脳機能病態学　　池田　学　　93

コラム　医療・介護におけるreversible dementiaの気づき
医療法人社団三歩会おくむらクリニック　　奥村　歩　　107

第1章

BPSDにどう向き合うか

医療法人社団こだま会こだまクリニック

木之下 徹

第1章　BPSDにどう向き合うか

医療法人社団こだま会こだまクリニック　木之下 徹

増え続けるBPSD

　日本に認知症の方々は現在、200万人以上いると言われています（**図1**）。団塊の世代が65歳以上になる2015年には300万人、今の40代が65歳以上になる2035年には、今の倍の445万人と推計（厚生労働省による）されています。これは認知症ご本人の数ですから、同居している方のことを考えると、その何倍もの方々に影響が出てくるものと思われます。

図1　認知症の人数

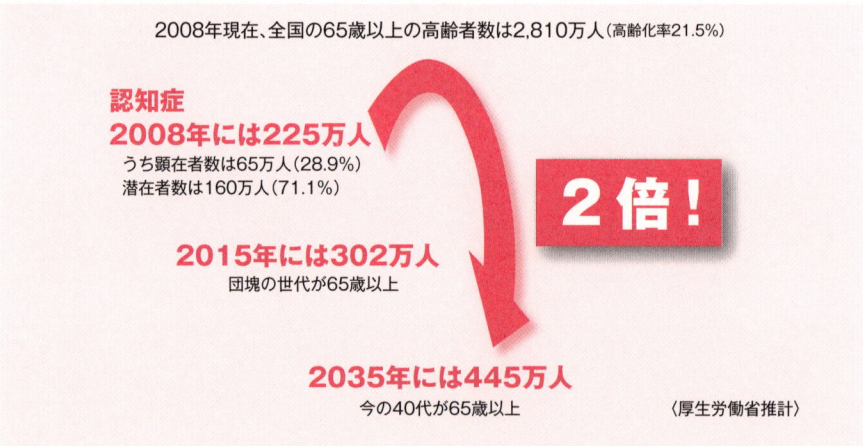

　この数字を、介護する側の視点で見てみましょう。例えば、自分が40歳以上で配偶者がおり、共に両親が生きていると仮定すれば、そのうちの誰かが認知症である可能性は単純計算で約3割となります（**図2**）。また、企業を支える幹部クラスの年齢である55歳以上では、両親のどなたかが認知症を抱えている可能性は3分の2以上になってしまいます。
　さらに、この本のテーマである「BPSD（Behavioral and Psychological Symptoms of Dementia：認知症に伴う行動と心理の症状）」は、認知症を有する方の8～9割という極めて高い率で出現します。まさに増え続けるBPSDの実態がそこにあります。

図2 認知症の親を持つ確率

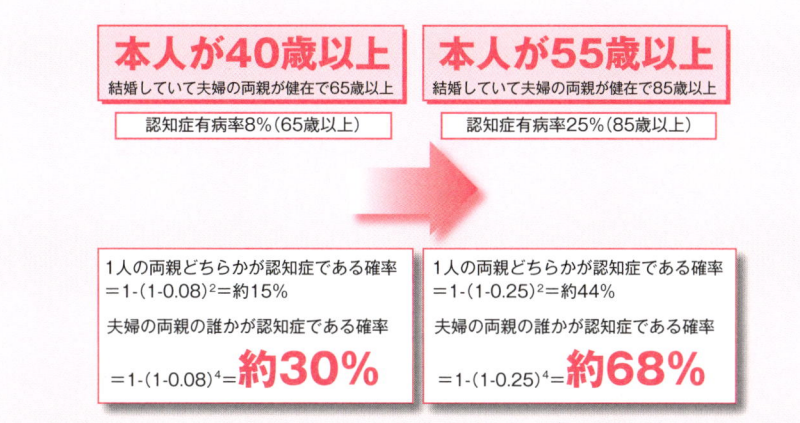

BPSDとは何か

　認知症の症状には中核症状とBPSDがあります。認知症の中核症状とは、認知症に特有の症状で、その原因疾患による脳の変性に基づいてある程度規定されます。例えば、アルツハイマー型認知症の場合、記憶障害、見当識障害、構成障害、言語障害、失行、失認、失語などが挙げられます（図3）。

　一方のBPSDの症状としては、徘徊、脱抑制、多動・興奮、攻撃的な言動・行動、不潔行為、不安・焦燥、妄想・幻覚、うつ状態、介護への抵抗、不眠などが挙げられます。

　一般にBPSDが出現すると介護負担が増大しがちです。また、あたかも認

図3 しばしば正しく理解されていない認知症

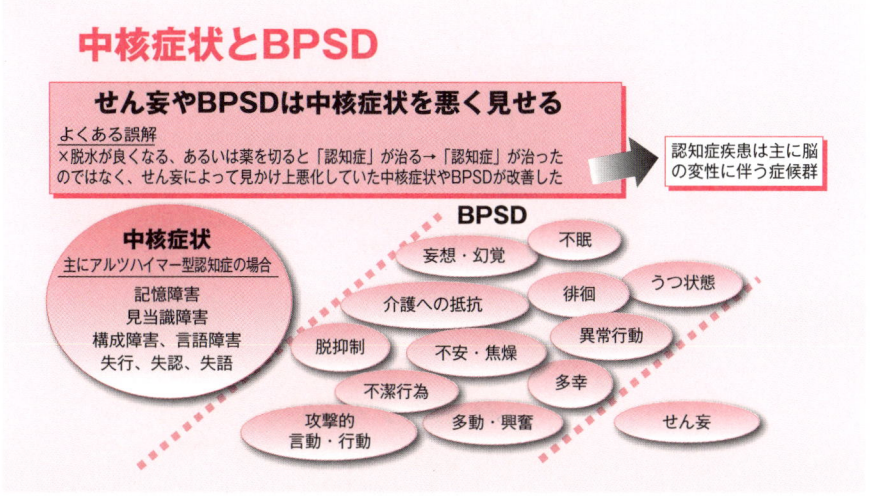

知症の中核症状が悪化したような錯覚を覚えます。しかし、それは中核症状とBPSDとを混同して捉えてしまうために起こる感覚だと思われます。BPSDを有する認知症の方への医療介入の際は、「中核症状とBPSDをしっかり分ける」という視点が必要です。

アルツハイマー型認知症の場合には、ドネペジルによって中核症状（認知機能障害）の進行を遅らせることができます。その時、この「中核症状とBPSDをしっかり分ける」という視点を持つことで、進行が余儀なくされる症状（中核症状）と、種々の介入によって修正できる可能性のある症状（BPSD）とを区別することができるのです。

同時に、中核症状の見かけ上の悪化を察知する力も必要で、それがあるからこそ、心理社会的介入や薬物介入で、今より良い状態になるという予見性も成り立つ訳です。

BPSDが出現すると何が困るのか

BPSDが出現すると、家族や介護スタッフなど認知症高齢者を取り巻く周囲の人々は、非常に困難な対応を迫られます。また、ご本人が外来受診を拒むなど、医療や介護を受ける機会を失ってしまうこともあります（図4）。ご家族も困りますが、ご本人も非常な苦痛にさらされてしまうわけです。

図4 医療・ケアから見た認知症、BPSDの現状

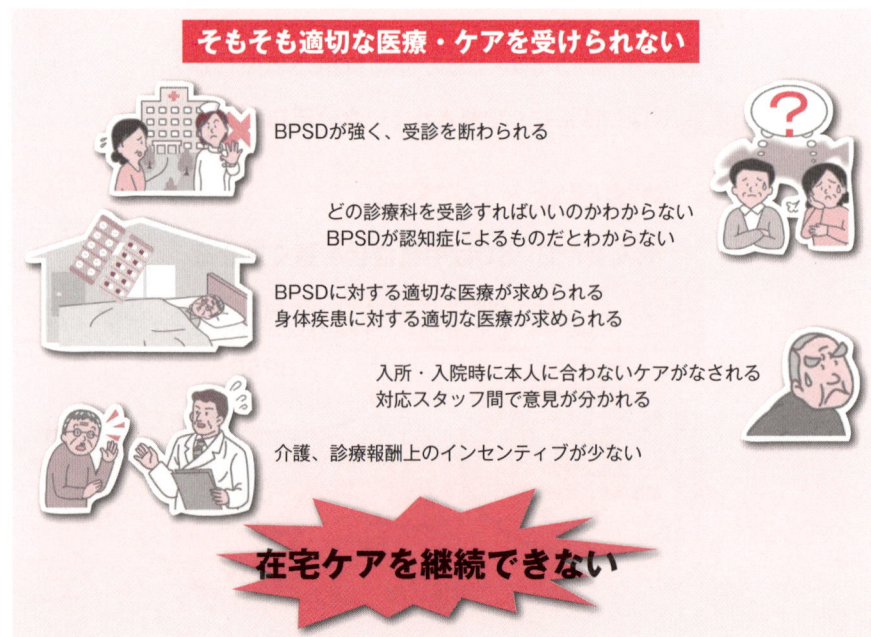

その一方、現在の日本においては、BPSDが出現した際の受け皿となるべき社会資源が決定的に不足しています。ご本人を含む家族は、周囲の偏見にさらされて社会から孤立しがちです（図5）。この孤立によりご本人およびご家族の身体的状況、精神的状況がますます悪化し、経済的困窮、生きる意味の喪失、虐待などの悲劇的な結果を生んでしまう事例が、これまでいくつも報道されています。

図5　本人・家族から見た認知症、BPSDの現状とギャップ

認知症の方		家族
身体内の環境悪化 転倒、外傷のリスク増大 保清、排泄能力の低下 易感染 寝たきり	**身体的苦痛** **生命の危機**	常に目が離せない、休めない 家事、育児 　「生活」は介護だけじゃない 家庭内環境の悪化
イライラ 不安、焦燥 落ち込み 孤独感、絶望感	**精神的苦痛**	不安、悲しみ 　親が人格的に崩れてゆく… イライラ 　何で言うこと聞いてくれないの？ 落ち込み 　「Help!」を言えない辛さ 　つい暴力をふるってしまった… 孤独感、絶望感
ケアサービスを断られる 施設入所を断られる 偏見	**社会的苦痛**	余暇、社会参加の減少 偏見
	経済的負担	休職、離職、転職 介護、医療費の負担増大

「人」らしい生活を送ることができない

医療介入の効果

　認知症の中核症状は進行の一途を辿り回復しないため、現段階では、医療介入の効果はなかなか期待できません。しかし、BPSDは対応、環境調整、さらに医療介入によって悪化を防いだり、和らげることが可能な場合があります。また、適切な心理社会的介入や薬物介入で、そのせいで悪くなってしまったように見えた中核症状も改善することになります。これは、しばしば現場で遭遇する問題でもあります。

　研究報告[1]によると、BPSDを悪化させる要因は、薬剤が38%、身体合併症が23%となっていて、まさに6割が医療領域であることが示されています（次頁図6）。しかし、その後適切な心理社会的介入や薬物介入によってBPSD

が改善する率は、「わずかに軽減した」を含めると93%を超えています。このことから、BPSDにしっかり向き合うことで、その改善に医療が大きく貢献できることが示唆されます。すなわち、BPSDに対する医療の立ち位置は、介護と並び、とても重要であると言えるのです。

図6　BPSDの悪化要因

① 薬剤（37.7%）
② 身体合併症（23.0%）
③ 家族・介護環境（10.7%）

平成19年度厚生労働省老人保健事業推進費等補助金交付事業：認知症の「周辺症状」（BPSD）に対する医療と介護の実態調査とBPSDに対するチームアプローチ研修事業の指針策定調査報告書，実施主体：財団法人ぼけ予防協会

医療にかかわる部分がなんと6割 → だから医療と介護を切り離してはいけない！

症例Ⅰ：鎮静系薬剤の多量投与

― Profile ―　70代の男性。認知機能障害は重篤。簡単な応答もほぼできない。住み込みの家政婦と2人暮らし。家族は月に1回程度訪問。数年前から、抗認知症薬と興奮を鎮めるための抗精神病薬Aを少量（1錠）服用している。

― 経　過 ―　ある日、起き上がれず奇声を発していたため大学病院の神経科を受診。A薬が2倍量になった。しかし大声は止まず、1カ月の間に9倍量（毎食後3錠、1日9錠）に増えた。家政婦が心配して担当医に電話したが薬の増量指示のみで、受診時には「薬で寝てしまっても身体に問題はないし、死ぬことはない」と言われた。しかし家政婦は寝たきりになるのを恐れ、黙って薬を減量していた。一方、訪問看護師は担当医に、Aさんの大声が全く治まらないことを伝えたが、担当医は薬を指示通り服用させるよう指示。義妹も「医師の指示は守らなければいけない」と家政婦を叱責した。

　それでも大声は止まず、精神科に転科。抗精神病薬Bを認知症高齢者の通常量の8倍量、抗てんかん薬Cを（ともに適応外使用）4倍量追加処方された。家政婦は不安になり、それらを飲ませる前に別の医療機関の訪問診療を受けることになった。

介護者である家政婦は、大声より動けなくなることを最も心配していた。私たちが訪問した時は寝たきりで大声を上げていたが、トロンとした目つきからせん妄状態と判断された。抗精神病薬Bと抗てんかん薬Cの服用を中止し、抗精神病薬Aを2錠に減量したところ、2日後には起き上がり、机の上の果物を食べるまでになった。意識が清明な時は大声も出さなくなり、熟睡するようになって、夜間の奇声もなくなった。

症例を診る視点

①まず、なぜ「大声を発して」いたのか、本人のどのような状況を、誰がどのように理解して伝えたのかを評価します。
②せん妄の伏在を考えます。
③焦燥によって「大声を出す」のであれば、なぜ抗精神病薬が有効でなかったかを考えます。
④せん妄であれば、薬剤の見直し、身体疾患のスクリーニングを行います。

Point ☞

○薬の多量投与は、なぜ起こってしまったのでしょうか。単に認知機能障害がない人がやたらに「大声を出す」と聞けば、誰もが「焦燥」と捉えてしまいがちです。何か精神の異常があって「大声を出す」と思うわけです。そして、抗精神病薬の処方で「大声を出す」ことが治まると想定します。
○しかしこの症例では、「大声を出す」のが治まるどころか、かえって派手になっていきました。実際、私がご本人に会うと既に意識レベルは低下し、目はトロンとしていました。抗精神病薬によって「せん妄」が引き起こされ、ますますBPSDが悪化していったと考える方が自然でしょう。最初に大声を出したその時にせん妄の存在を確認したり、抗精神病薬を増量した際の薬の効果について、もっとモニタリングすべきだったのでしょう。
○Aさんには認知機能障害があるため、うまく自分の苦痛を訴えることができない。体を動かせず鬱屈した気分を、「大声を出す」ことで晴らしているのかもしれません。つまり、我々が日常的に行っているストレス発散と同じかもしれない。あるいは、体調不良時の不機嫌が「大声を出す」ことにつながっているのかもしれない。「大声を出す」という異常行動もそう解釈すれば、多量投薬に至るようなことはなかったのではないでしょうか。
○薬の多量投与について、問題は医師の誤った投薬にあると考えがちですが、発端は

ご家族が「大声を出す」ことを精神の異常と抽象化して医師に伝えたことにあります。最初は意識レベルが落ちている様相が認められなかったのかもしれません。実は、せん妄の見極めは非常に難しい場合も多く、逆にどういう状態であれ、せん妄を意識したほうが安全かもしれません。
〇ご家族の苦痛も大きいものだったと思います。ご家族にとって抗精神病薬の投薬は、初めは救世主のようにも思えたのでしょう。
〇誰もがよかれと思ってやった結果ではありましたが、異常行動を短絡的に「焦燥」と抽象化することの怖さが、ここにはあります。

BPSDと2つの基本的視点

　BPSDを有する認知症高齢者への医療介入では、次の2つの基本的視点が重要です。

　1つ目は、前述した「中核症状とBPSDとを分ける視点」です。その結果を踏まえて、我々が認知症を抱えるご本人とどう向き合うかという態度形成にもつながり、心理社会的介入や薬物介入を含む医療介入のあり方に幅を持たせる、重要な視点であると思います。

　2つ目は、「BPSDとせん妄とを分ける視点」です。これも実利的にいえば、せん妄であるか否か見極めることが大切です。それによって医療介入の内容が変化するからです。すなわち、せん妄があるなら徹底して原因を追及すべきです。薬剤の見直し、身体疾患のスクリーニング、バイタルサインなどの全身状況、栄養状態、水分摂取、排泄の状況に目を向ける必要があります。

　特にその中で、焦燥からせん妄を除外する視点が重要です。しばしばこれらの視点が抜け、せん妄があるのにそれを見落とすことで、極めて医原性の問題を引き起こしがちなので、強調したいと思います。ここで焦燥とは、怒りっぽい、暴言、暴力、不穏、興奮などを含む広い概念として述べています。一方のせん妄は、目覚めていない状態、意識障害、幻覚、運動不穏などの意識レベルの低下した状態です。せん妄には、支離滅裂な活動性せん妄と、逆に意欲が減退しているように見える非活動性せん妄があり、前者の場合、しばしば焦燥との区別が困難になります。したがって、介入を行う上では、焦燥からせん妄を除外する視点を常に意識する必要があります。焦燥の中からせん妄を除外できずに治療し、かえって悪化させてしまい、外来通院ができなくなったケース

をよく見かけます。このことは、常にせん妄を意識した治療方針を選択し、慎重なモニタリングに基づいて治療すべきであることを意味しています。

認知症になると人格は失われるのか

クリスティーン・ブライデンというオーストラリアの人がいます。認知症になり、その後結婚して、各地で認知症の当事者としての発言をしている彼女について、次のような証言があります[2]。

2003年、クリスティーン・ブライデンの来日に同行取材した時（中略）自分の「症状」のために周囲の人を困惑させたりしないように、出来たら心地よく過ごしてもらうため、「普通のふり」をすることに全身全霊を投入する。その疲労は想像を絶する。部屋に帰るなり倒れこんでしまうし、度を過ぎると片頭痛のため数日寝込むこともある。（中略）人生最大の危機に直面しながら、なおかつ、周囲を気遣い、威厳を保とうと全力を尽くす心の働き。

私も、例えば周囲の人に怒られた時、とっさに「取り繕い」ます。「取り繕い」が失敗すれば、さらに怒られる状況をつくり出します。しかし、それでも我々は、彼女の発言にあるほど苦労しません。なぜなら我々は、例えば近時記憶障害がないからです。もし近時記憶に障害があったら、この「取り繕い」に相当苦慮するだろうことは容易に想像がつきます。あるいはもう取り繕うことすら放棄して、ふてくされ、逆切れを起こしても不思議ではありません。

しかし、この「取り繕う」という行為はそれ自体が、「認知症になれば、すべての人格は失われ、いわば死んだのも同然」になるということを否定しています。したがって、彼女の「周囲を気遣い、威厳を保とうと全力を尽くす心の働き」を、我々は見逃してはいけないのです。認知症になっても、喜怒哀楽の感情は残存するどころか、しっかり、ありありと存在することが、彼女の発言からわかります。

自分も認知症になる可能性がある

図1、2の認知症の数値から、「自分は絶対に認知症にならない」と確信できる人が果たしてどのくらいいるでしょうか。もし自分がならないとしても、その前に自分にとって近しい人々、例えば祖父母、両親、兄弟、配偶者、そして

時には自分の子どもが認知症になることを否定できる人はいないでしょう。

　BPSDを有する認知症高齢者は、実は"明日の我が身"かもしれません。チャンピオンベルトのような拘束グッズで縛られたり、強烈な鎮静薬を飲まされたりしている認知症高齢者が、実は"未来のあなた"かもしれません。

　この、"目の前の認知症のご本人は未来の私"と考える視点が、実はBPSDに向き合う際、非常に大切になってきます。"未来の私"の満足感と全く関係のないケアや医療は、たとえそれがどんなに高尚で立派であっても、当事者である"認知症のご本人"にとって意味のないものとなるでしょう。言い換えると、当事者視点なき「質の高いケア」は、ケアする側の都合で構成された「質の高いケア」であって、当事者にとって必ずしも良いケアを保証するものではありません。いま本質的に求められているのは、「当事者のQOLの向上」です。それに対して「質の高いケア」は二次的なものなのです。

　筆者はスタッフに、「今対面している認知症の方を自分だと思い、自分の欲目や周囲のしがらみを離れて、10秒間だけその人のことを考えてみなさい」と話しています。「その方がもし自分だったら」という思いで、その方の置かれている状況を見てみるのです。認知症が進み、うまく自分のことを伝えられないような状態になっている方の場合、"目の前の認知症のご本人は未来の私"という視点でアプローチしていく方法が、1つの有効策であると思います。

医療とは誰のためにあるのか

　「医療や介護は、それを受ける本人のためにある」というのは、まさに異論がないところですが、BPSDを伴う認知症においては、しばしばこの原則が崩れてしまいます。それは、BPSDが出現すると、ご家族や介護スタッフなど周囲の人々が非常に大変になり、BPSDは「好ましくない、抑圧すべき対象」として認識されやすいからです。そのため、ヒポクラテスの誓いに「医療は患者に害を及ぼしてはならない」とあるにもかかわらず、BPSDを有するご本人に対する救済というよりむしろ、当惑している周囲の人々に対する救済が行われがちです。そして、ともすると身体拘束、化学拘束（薬物による拘束）を正当化してしまう事態になりかねません。

　認知症医療の難しさは、相談者が当事者ではなく、たいていご家族であることです。BPSDが生じると、主にご家族の視点から見た世界観を引きずりがちです。すなわち、BPSDという普通ではない挙動を標的に据え、それをいかに抑えるかに視点を置いてしまいがちです。当事者をないがしろにして、ご家族

を救済する医療をしてしまうのです。

　しかし、医療は本来、当事者のためのものです。近年、「パーソンセンタードケア」という考え方が、認知症の領域にも徐々に浸透しつつあります。ご家族ではなく、認知症であるご本人を中心に据えた医療介入の考え方です。「認知症になっても人格は失われず、隠されるだけである」という考え方を前提としており、前述した"目の前の認知症のご本人は未来の私"という視点が非常に大きな意味を持ってきます。

症例Ⅱ：レビー小体型認知症

― Profile ―　80代の男性。診断はレビー小体型認知症（DLB）。妻と住み込みの家政婦との3人暮らし。既に2か所の大学病院で、DLBの診断を受けていたが、1年程前から急に認知症が進み、夢見状態でいることが多くなった。家では、昼夜を問わず目を吊り上げ、大声でわめき散らしていた。支離滅裂な言動が続いたが、家族は見守っているしかなかった。「く」の字に体を傾けて小刻みに歩き、支えがなければ転倒の危険性があった。

― 経　過 ―　以前の治療介入で、家族介護者には「ドネペジルを服用した時に興奮が強まり暴れた」「抗精神病薬でせん妄がひどくなった」という懸念があった。

　しかし、何もしない訳にはいかない状況だったので、在宅診療の医師が頻回に往診し、看護師も毎日電話して、共に支えあう連携のあり方を家族に提案した。

　ドネペジルの再開と増量により、一時的に介護の負担は過酷なものとなった。ドネペジル3mg開始後、眠ることを忘れたかのような興奮が続いた。家族が以前経験したように、急に大声を出し、そこにいない誰かに向かい怒鳴ったり指図したりした。家族も突然攻撃の対象となり、叩かれたり蹴られたりした。せん妄状態にある時は、昔の職場で部下を指導しているような言葉が飛び交った。家族は、気分を損ねないようハラハラしながら対応した。

　医師が3日に1度往診し、本人と家族を見守った。ドネペジルを5mg、7.5mgと増量していく段階でBPSDはますます悪化していった。目を閉じたまま、朝まで叫ぶような声を上げたり、夜間トイレに行きたいと何度も呼ぶが、実際には尿が出なかったり、寝室の窓を開けて「どうもありがとうございました！」と大きな声で叫んでみたり、「天井に誰かいる」「ほら、絨毯に黒い何かがいるぞ！」と幻視を見ているようでもあった。

　しかし、ドネペジルを10mgに増量して数日経つと、俄に改善の兆しが認められた。1

カ月が過ぎた頃から、穏やかな落ち着いた時間が目立つようになった。静かに入浴したり、散歩中「人が多いなぁ」「背の高い人が多いなぁ」と発言したり、問いかけに「おいしい！」「そうか！」と返事をしたり、「ありがとう」「カキフライが食べたい！」と笑顔で意思を伝えたりするようになった。時に真顔で言う言葉に家族は和んだ。

治療開始から約2カ月後の現在、「ドクター、こんにちは。お忙しいのに恐縮です」など、通常の挨拶ができるようになった。しかし、幻視や妄想が消えた訳ではない。興奮することもあるが、激しいものではなく、対応によって速やかに落ち着くようになった。

そうした状態になることで、家族は、異常行動を抑制するのではなく、正面から向きあい、それが本人の心の表れであり体調によるものと受けとめるようになった。

（新宿ヒロクリニック・英 裕雄医師のブログより引用・改編）

症例を診る視点

① DLBにドネペジルを服用させると、どのような経過をたどるのかを理解します。
② ドネペジルは「せん妄」を改善したのか、それとも「焦燥」を改善したのか考えます。
③ 「せん妄」を改善すべきか、それとも「焦燥」を改善すべきかを考えます。

Point ☞

○ DLBについては、私も何人診ても、初診時には毎回同じような不安を抱えビクビクしながら関わってきました。そして残念ながら、あまりの介護負担に耐えられず途中で脱落される家族介護者もおられます。いったん悪化したせん妄を改善する過程で介護負担が一時的に増大する経験を、訪問診療で数多く経験しました。
○ 介護をする上での課題は、「どうすれば、BPSDが最もひどくなる山を越えられるか」というものです。言い換えると「どうすれば、介護負担に直結する『焦燥』が最もひどくなる山を越えられるか」ということになります。
○ 認知症高齢者の場合、「焦燥」と「せん妄」との区別が困難なケースが多く見られます。そもそも「焦燥」がひどくなればなるほど、介護が大変になり家族を追い詰め、介護負担に直結する「焦燥」に治療の軸足を置きがちで、「焦燥」のモニタリングを中心に治療が始まります。
○ 「焦燥」が、実は「せん妄」によるものであることがしばしばあります。その際は、「せん妄」の治療へと、治療の軸足をシフトすることが重要になります。すなわち、いつまでも治療の軸足を「焦燥」に置くことの危険性を認識する必要があります。

○特にこの症例のように、いま呈している「せん妄」が、まだ寝ている状態に近い場合には、「焦燥」を改善しようとして治療介入すると、「せん妄」を悪化させる結果になってしまいます。それを避けるためにも、「せん妄」に治療の軸足を置く方がよいことが示唆されます。

BPSDと薬

　薬剤を使わずに問題解決できるならば、ぜひそうすべきです。なぜなら、高齢者は一般的にさまざまな合併症を持っており、体組成でも脂肪の比率が高く、脂溶性の薬剤が貯留したり蓄積したりしやすいからです。

　特に、認知症高齢者にBPSDが出現すると、ADLやQOLが著しく低下し、体力的にも虚弱となります。BPSDに対して使用する薬剤、例えば抗精神病薬、睡眠薬、抗不安薬、抗てんかん薬、抗パーキンソン薬などは、効果も大きいですが、有害事象が出現するリスクも比較的高いのです。したがって、当面不要と思われる薬剤は処方せず、できるだけ少量かつ短期間での投薬を心がける必要があります。

　また認知症高齢者には認知機能障害があるため、ご本人が自らの疾患や処方の意味を理解できず、指示された服薬行動が望めないケースが多く見られます。また、心気的に症状を訴えることも多く、実際の身体疾患に基づく訴えと区別しにくいことから、多剤併用になりやすい傾向にあります。こういった認知症高齢者の服薬行動の特徴をしっかりと理解し、適切な支援体制を確立することが望まれます。

　BPSDの症状を診て、即座に「こういう不穏興奮にはこういう薬」と短絡的に決めてしまう考え方に、私は危うさを感じます。しかし、医師にとってそうした考え方はとても魅力的です。なぜなら、目の前のご家族が困っている症状に対して、医療的な判断がしやすく、すぐに薬が使えるからです。BPSDによって破綻しかかっているご家族の生活を知ると、薬で抑えてあげようという気持ちにどうしてもなります。

　あるアメリカの医師が次のような印象的な言葉を言っています。「医師は、目下治療している焦燥、精神症状について、その症状の原因となっている（焦燥、精神症状以外の）問題が何かを知る必要がある。」つまり、「表面の症状ではなく、背景まで遡れ」と言っているのですが、まさにその通りだと思います。BPSDの原因が、実は便秘であることもあります。肺炎が原因かもしれま

せん。原因を解明することなく、「こういう不穏興奮にはこういう薬」と安易に対応することの危険性を忘れてはならないと思います。

視点のシフト

　BPSDへの医療介入は、判断に窮する深刻な問題をはらんでいます。いま何を軸に医師としてBPSDへの医療介入をすべきか、基本柱とすべき思想の確立が求められています。

　「目の前の認知症のご本人は未来の私」という、本人の視点で考える立場の導入もその1例です。また、「BPSDを抑圧の対象と考えず、理解する症状と考える」（故小澤 勲先生）という指摘もあります。さらに、「してあげる視点から共に歩む視点へ」（NHKディレクター・川村雄次氏）というシフトも提案されています。ある雑誌では2008年に「患者という言葉をやめて認知症の人という言葉に」[3]という記事が出されました（The term "person" denotes a holistic humanness and the equal value of individuals, whereas "patient" has been described as a reductionist, stigmatic term that imputes imperfections or undesired differentness to a person and thereby reduces the humanity of the subject.）。

　以下、訳語の困難さもありますが、敢えて私案として訳します。「『人』という場合には、それは全体的な人間性（humanness）とあわせて、個人として平等な価値を意味する。しかし一方で、『患者』という用語は、欠けた人（reductionist）という、スティグマ的な意味を帯びた用語である。すなわち、『人』であるには不完全であり、あるいは、望ましくない差異を有することを意味しており、それゆえ人間性（humanity）に対して、欠けているのである。」最近のこうした動きを、「オールドカルチャーからニューカルチャーへのシフト」（故トム・キットウッド氏）という言い方で捉えることもあります。

　その他、医療介入の際に注意すべき2つの基本的視点として、前述した「中核症状とBPSDとを分ける視点」「BPSDとせん妄とを分ける視点」があります。

　このような視点を持つことで、例えば医師であれば、明らかにBPSDへの処方内容は変化していきます。また、介護専門職の方たちもご本人を支援する視点が芽生え、医療との関係性が理解でき、介護の力点も変化していくと思います。BPSDをめぐる視点のシフトが、今後のBPSDを有する認知症高齢者への医療・介護介入のあり方を左右すると言っても過言ではないでしょう。

認知症の問題はもっと広く、もっと深い

　超高齢社会を迎え、認知症は医療・介護の問題にとどまらず、社会保障、経済被害、機会損失、成年後見制度、道路交通法の改正など、さまざまな領域の問題にも関連してきています。すなわち、認知症をとりまく領域の拡大化が進んでいるのです。認知症の方の"内的風景"を描写する文学的努力や歴史的な見立て、さらには、認知症を抱えても人として捉えるのか否かといった思想、哲学的研究も必要であろうと思います。今後、日本の認知症における関心はもっと広がりを持つことが予測されます。

　そして、領域の拡大化と並び、さらに必要とされるのは認知症の捉え方の深さであろうと思います。最近、単に病気で困った人という認知症の捉え方から、もっと深い、例えば前述した"未来の自分"という意識の萌芽が、いろいろな形で取り沙汰されるようになりました。例えばパーソンセンタードケアや本人視点の考え方が、今後もっと重視されることが予想されます。認知症ご本人の内的風景や抱えている不安、恐怖が記述され始めていますが、良いケアを提供するためには、それらを理解する必然性があるのです。「認知症ご本人の内的風景を知ることなど不可能である」という既成概念をいったん捨てて、観察や非言語的コミュニケーションから内的風景をつかみ取る努力が、いま求められているのです。「認知症の人」は果たしてどこまで「人」なのか。我々の持つ最大の疑問にメスを入れる時が来ています。

　当然のことながら、認知症に対する意識の深さはご本人のみならず、共に暮らすご家族のあり方にも関わってきます。認知症という疾患は、ご本人とご家族とをつなぐ大切な絆を傷つけてしまいがちです。認知症以外の疾患ではこの絆は保たれ、ご本人とご家族との関係性は良好なまま続いていくのであれば、なぜ認知症では傷つくのでしょうか。どうしたらその傷は癒えるのでしょうか。その介入のあり方を探り、その方法を我々の手に収める必要があります。そうすればきっと、認知症になっても、無意味どころか害のある薬剤による鎮静化の手段を選ばず、適切な薬剤による、より良い人生を生きることができるのではないでしょうか。

認知症医療の方向性

　我々医師は何を根拠に、自分の行っている認知症医療を適正であると判断するのでしょうか。この疑問は、認知症医療の今後の方向性を考える上で非常に

大切です。医療は認知症ご本人のためにあります。しかし、我々は認知症ご本人の医療ニーズではなく、ご家族の要望で認知症医療を展開しています。認知症という疾患の持つ特性から把握不可能と考えられてきた、認知症ご本人の医療ニーズを探る試みが、今後の課題として挙げられます。同様に、認知症ご本人の服薬アドヒアランスを探る試みも課題となっています。

　ここで、認知症医療を展開していく上で、いま問題となっている点について具体的に挙げていきたいと思います。①抗精神病薬、抗不安薬、睡眠薬などの誤用、②身体疾患の見落とし、③せん妄の見落とし、④認知症の区別（discrimination）（例：認知症と糖尿病を抱えた場合、目標とするHbA1cは高め設定でよいのか）、⑤抗パーキンソン薬の精神系副作用（例：運動機能障害かせん妄か）、⑥保守的医療以外の領域（例：経済被害、機会損失、運転〔道路交通法など〕、成年後見制度）に関する助言は認知症医療と言えるのか、などです。各項目への解答を事例に基づいて1つ1つ積み上げていき、認知症医療のエビデンスを蓄積していくべきであろうと考えます。

お福の会宣言

　最後に、認知症に関わる各領域の有志が集う「お福の会」における『宣言』を紹介します。

【お福の会宣言】
　人は、人として生まれ、人として死ぬ。そして、その過程で誰もが認知症という病に遭遇する可能性をもっている。かつて、認知症をもつ人は、「人格が崩壊する」「こころが失われる」と恐れられた時代があった。だが、今や私たちは知っている。認知症になっても自分は自分であり続けることを。月が欠けているように見えても、月が丸いことに変わりはないのと同じである。自分が、認知症になっても、家族の一員、社会の一員として、友人として、権利と義務とを有する国民の一人として、生活を続け、人生を全うしたい。同じように、家族や友人が認知症になっても、ともに人生の旅路を歩き続けたい。「お福の会」は、そういう思いをもつ市民が、本人や家族、医療、介護、行政、その他の立場を超えて集う場である。認知症をもつ人が生活の主体者として人生を全うできるように、私たちは力を尽くしたい。

文献

1) 平成19年度厚生労働省老人保健事業推進費等補助金交付事業:認知症の「周辺症状」(BPSD)に対する医療と介護の実態調査とBPSDに対するチームアプローチ研修事業の指針策定調査報告書.
2) 川村雄次:道具としてのドキュメンタリー5(最終回).「見ること」の力,http://www.melma.com/backnumber_98339_4400355
3) Lancet Neurol 7:362-367, 2008.

謝辞

　最後に、この本の基になった、エーザイ株式会社、ファイザー株式会社共催の「在宅認知症テレビフォーラム」の企画・運営に当たったBPSD研究会のコアメンバーや、演者の先生、スタッフの方々のお名前を挙げさせていただき、筆を置きたいと思います。

　私どもを温かく見守り、ご指導賜りました方々に心より感謝いたします。誠にありがとうございました。今後ともよろしくご指導賜りますよう平にお願い申し上げます。

【企画・運営:BPSD研究会】(敬称略、五十音順)
- 北畠綾子　帝京大学大学院生
- 木之下徹　こだまクリニック院長
- 白井葉子　西八王子病院心理士
- 高桑光俊　成城墨岡クリニック分院 院長
- 高瀬義昌　たかせクリニック院長
- 谷口真理子　こだまクリニック ケアマネジャー
- 戸谷修二　こだまクリニック
- 楢林洋介　楢林神経内科クリニック院長
- 長谷川侑香　イエナ・ケアサプライ ケアマネジャー
- 八森　淳　地域医療研修センター 副センター長
- 平井茂夫　入間平井クリニック副院長
- 本多智子　こだまクリニック看護師
- 元永拓郎　帝京大学大学院文学研究科臨床心理学専攻准教授

【在宅認知症テレビフォーラム 演者】(敬称略、講演順、※は座長)
〇第1回
- 小阪憲司　ほうゆう病院院長、横浜市立大学医学部名誉教授
- ※木之下徹　こだまクリニック院長

〇第2回
- 池田　学　熊本大学大学院生命科学研究部脳機能病態学教授
- ※木之下徹　こだまクリニック院長

○第3回
・田北昌史　田北メモリーメンタルクリニック院長
・平井茂夫　入間平井クリニック副院長
※本間　昭　認知症介護研究・研修東京センター センター長
○第4回
・朝田　隆　筑波大学臨床医学系精神医学教授
・八森　淳　地域医療研修センター 副センター長
※木之下徹　こだまクリニック院長
○第5回
・奥村　歩　おくむらクリニック院長
・新田國夫　新田クリニック院長
※木之下徹　こだまクリニック院長
○第6回
・川畑信也　八千代病院神経内科部長
・松田　実　滋賀県立成人病センター老年内科診療部長
※木之下徹　こだまクリニック院長
○第7回
・藤沢嘉勝　きのこエスポワール病院 副院長
・本多智子　こだまクリニック看護師
※木之下徹　こだまクリニック院長
○第8回
・繁田雅弘　首都大学東京健康福祉学部長
・川村雄次　ＮＨＫ制作局文化・福祉番組部ディレクター
※木之下徹　こだまクリニック院長

第2章

症候から認知症の人の思いを読む

滋賀県立成人病センター老年内科

松田 実

第2章　症候から認知症の人の思いを読む

滋賀県立成人病センター老年内科　松田 実

認知症は本人と周囲の人との関係性を破壊する

　認知症の定義からは当然のことですが、認知症は正常の状態から病気の状態に向けて徐々に進行するという過程をたどります。今、認知症を患う人も、元は正常であったはずです。典型的な場合、しっかり者のおばあちゃんが、最初は「最近ちょっとおかしいな」「以前と違うな、年のせいかな」と思っていると、そのうち日常生活で誤りが増えてくる、そして、ついには周囲に理解できないような異常な言動が増え、身の回りの介助も必要になってくる、といった経過をたどります。知らず知らずのうちに少しずつ進行して、しっかり者のおばあちゃんが、次第に家族の厄介者になるわけですが、そうした緩徐な進行過程の中で、本人も周囲の人も「病気である」ということを明確に教えてはもらえません。たとえ、医療機関で一度「病気である」ということを知らされても、普段の生活では「病気である」と意識しにくいということが、認知症の特徴であろうと思います。周囲の人にとっては、認知症の人にみられる異常な言動が「病気の症状である」と理解しにくいのです。

　「病気である」ことを意識しにくく、徐々に悪化するこうした進行過程の中では、本人と周囲の人との心理的な関係性が次第に崩れてくる場合が多いと考えられます。前述した例で、本人と周囲の人の心理状態を推測してみましょう（表1）。しっかりしたおばあちゃんの時、周囲は信頼しているし、本人も自信を持っておられるでしょう。「ちょっとおかしいな」くらいの時には、周囲は「年のせいかな」と疑問に思う程度ですが、この時点で既に本人は不安を持っていることが多いと思われます。次いで、誤りが増えだすと、周囲の人は「何をしているの、違うでしょう」「しっかりしなさいよ」と注意叱責しだすようになります。必ずしも叱っているわけではなく、しっかりしてほしいという思いから誤りを訂正しているだけのことも多いのですが、本人にとっては叱られていると感じる場合が多いと思われます。本人は、何も悪いことをしているわけではないので不安が強くなるとともに、「なぜ私ばかりが叱られるの、馬鹿

表1 認知症の進行と心理状態の変化

	周囲の人	本人
しっかりした人	信頼	自信
➡ 何かおかしい	疑問（年のせい）	不安
➡ 誤りが増える	注意叱責	不安と反発
➡ 異常な言動	手がかかる 厄介者	不安と反発 疎外感、孤立感

にされるの」といった反発心が芽生えてきます。さらに、異常な言動が出る時期には、周囲の人は「手のかかる厄介者」というように意識的にも本人を敬遠するようになります。この時の本人の心理状態は、不安と反発心がさらに強くなるとともに、「周囲から除け者にされている」といった疎外感、孤立感に苛まれるようになるのです。

　例えば、脳卒中で麻痺がある場合には、本人も周囲の人も「病気である」ことをすぐに認識できます。たとえ、周囲との関係性がこれまでと異なったものになったとしても、それは「病気のため」であると、周囲も本人も納得しやすいわけです。もちろん、「病気である」ことを明確に知らせないままに徐々に進行してしまう病気は認知症に限らず多いのですが、認知症のように周囲と本人の心理的関係性が崩れることは少ないと思われます。

　認知症は本人と周囲の人との心理的関係性を破壊する、あるいは破壊しやすい病気であると理解しておくことは、認知症の診療をする時に大切な視点であると考えます。

人は人との関わりの中でしか生きられない

　人は人との関係性を絶っては生きていけません。どんなに孤独が好きだと言っている人でも、結局は人と関わって生きています。たとえ、宇宙や自然の法則の探求に没頭している研究者の場合でも、自分の発見や業績を他の人に認められなければ、あるいは賞賛されることがなければ、幸福観や満足感は得られないのではないでしょうか。仕事だけが生きがいの猛烈社員でも、自分のしている仕事が役に立っていると認められて感謝されることや、あるいは他の人よりも優れていると自身も周囲の人も認めてくれているといった満足感が、仕事に対する動機付けになっているように思われます。

　こうした意味でも、人の感情、特に幸福感や満足感を決定的に左右するのは、人との関係性ではないかと私は考えます。とりわけ、日常の平凡な生活の

中で、小さな出来事や家族との語らいなどに喜びを見出している慎ましやかな高齢者にとって、周囲の人、特に家族との関係性は、その人の幸福にとって決定的な意味を持っていると思われます。

その人の幸福にとって最も大切な、周囲の人との関係性を徐々に、着実に破壊するのが、認知症という病気の特徴なのです。

もの忘れ外来の役割―関係性を修復する

認知症が本人と周囲の人（特に家族）との関係性を破壊する病気であるとすると、その関係性が既に壊れている場合には、それを修復することが、もの忘れ外来の大切な役割であると私は考えています。また、まだ関係性が壊れていない場合は、今後もその関係性が良好に保たれるような指導をすることも重要です。認知症は徐々に進行する病気ですから、今は良好な関係性を保っていても、新しい事態が起こってきて関係性が壊れてしまう可能性は十分に考えられるからです。私の経験では、周囲との良い関係性が保たれている場合には、この本の主題であるBPSDも、著明なものは起こらないと思います。したがって、壊れた関係性を元に戻すことが、BPSDそのものの治療になる場合も多いのです。

家族と本人の思いを知る

さて、関係性を修復するためには、あるいは現在は良好である関係性をそのまま良好な状態に維持しておくためには、本人や家族の思いをよく知る必要があります。さらに、これから起こってくるかもしれない事態に対して、彼らが感じるであろう思いをあらかじめ予測しておくことも必要です。

家族の思いは、通常はよく聴取すればわかります。家族の思いも単純ではなく、揺れ動いている場合や、それぞれ考えが違う場合もあり、なかなか一筋縄ではいかないこともありますが、それでもよく聞けば、おおよその思いはわかると考えてよいでしょう。

しかし、本人の思いとなると、さらに一筋縄ではいきません。まず、本人の思いそのものが揺れ動いていたり、いくつかの思いが交錯していたりします。また、本人が自分の状態を正しく評価できているとは限らず、自身の心理状態を把握できていないことも多いようです。さらには、思いがあったとしてもそれを言語的に表現できるか、うまく言葉に表せるかという決定的に厄介な問題

があります。したがって、認知症の人、本人の思いを読むことは、なかなか困難を伴います。

認知症の人の思いを読むための症候学

　認知症の人の思い、内的風景を読むためには何が必要なのでしょうか。私は、症候学が最も大切であると思っています。そこでまず、一般的な認知症診療における症候学の重要性について説明し、ついで認知症の人の思いを読むための症候学について述べます。

認知症診療における症候学の重要性

　認知症診断の3本柱は、「問診」「画像診断」「認知機能検査」であるとよく言われます。このうち問診は、「症候学」という総括的な言葉に置き換えるべきであり、実際の診療では、画像診断や認知機能検査より症候学が最も重要です。

　近年、画像機器の高度化によって、MRIやPETだけで診断が可能であるかのような誤解が生まれつつあります。また、認知症に対して開発されたさまざまな認知機能検査は、正しく用いれば病態把握に寄与しますが、症候が無視され、点数だけが一人歩きしてしまう危険もあります。画像診断も認知機能検査もあくまで補助診断であって、認知症の人が示す症候を正しく把握し分析できていなければ、診断や治療、ケアに寄与しないばかりでなく、誤診の元にもなりかねないのです。

　また、疾患診断だけでなく、治療やケアの視点からも症候学は重要です。いまだに認知症性疾患のほとんどに対して根治的治療法のない現状では、疾患診断ができても、本人や家族の真の意味での助けにはなり難いと思われます。実生活上で本人や家族が何に困っているのか、どのような心理状態にあるのかなどを把握していなければ、治療やケアの方針は立てられないはずです。

　疾患診断は大切ですが、それ自体が目的ではなく、あくまで予後判定や治療、ケアの方針を立てるための手段でしかありません。疾患別の治療やケアが叫ばれるようになりましたが、同じ疾患の同じ程度の脳病理であっても、呈する症状が同じであるとは限りません。認知症の症状は、神経学的な障害のみによって決まるのではなく、生活歴、性格、周囲との関係性などによっても修飾されることが多いのです。だからこそ、症候学が大切なのです。診療の中心に

症候学を据える姿勢があれば、必然的に本人と家族に接する時間は長くなり、そこから治療やケアへの手がかりが生まれてくるであろうと思われます。

認知症診断における症候学

　認知症診断における症候学を成立させているものは、「問診」「診察」「行動観察」の3つであると考えられます。問診とは病歴や生活歴の聴取であり、本人、家族、両方の問診が含まれなければなりません。診察には身体的（一般内科的、神経学的）診察と神経心理学的な診察が含まれます。行動観察は診察室でも当然行われますが、診察室以外の場所からの情報収集も認知症の場合は重要です。病院や診療所の受付での手続きや待合での様子、トイレに行った際に帰りの道順を誤らないか、などの情報が貴重な手がかりを与えることも稀ではありません。特に前頭側頭型認知症では、本人の立ち居振る舞いを含めた行動観察が決め手になることも多いのです。問診、診察、行動観察を綿密に行えば、多くの認知症は疾患診断や重症度診断が可能であると考えられます。

認知症の人の思いを読むための症候学

　認知症の人の思いを読むためには、まず疾患の種類や重症度を把握し、認知症によって何がどの程度不自由になっているのか、を症候学的に正しく評価できることが重要です。そして、本人の性格、生い立ち、職業歴、家族状況などを正しく把握する必要があります。医学的な診断と本人の個人的な生活背景の把握、これだけは基礎的データとして絶対的に必要な情報です。

　しかしこれだけでは不十分であり、本人の語りに耳を傾け、思いを引き出す努力が重要です。認知症の診療では、ともすれば家族の語りや訴えだけに意識が行きがちですが、肝心の本人の思いが無視されていては、誰のための診療か、わからなくなってしまいます。本人はうまく語れないことも多いですが、それでも医療従事者が本人と真摯に対面して話をし、語りを引き出す努力が必要だと思います。家族を診察室から出して、本人と診察者だけの空間を作ってあげることで、家族の前では言わなかった、あるいは言いたくても言えなかった本人の思いが語られることも、稀ではありません。

　さて、本人の思いや語りを引き出す際、あるいは本人の思いを読む際に、最も重要なのが、認知症の人が感じているであろう苦悩や不自由を、自身の体験として想起でき感じ取れるような感性（センス）や想像力（イマジネーショ

ン）であろうと私は思います。

　認知症の診療では、人の立場になって考えてみる、人が感じている苦悩や思いに心を馳せるといった、ある意味での人間性が、医療従事者に求められていると言ってもよいのかもしれません。認知症の場合、本人の苦悩や心理的葛藤が、BPSDに代表されるような認知症特有の症状を作り出していることも多いので、症候の成り立ちを把握するためにも、本人の思いを想像することが必要になる場合が多いと考えられます。したがって、「本人の思いを読む」「本人の内的風景を想像する」ことも、広い意味で症候学の重要な一部であると私は考えています。

　以下、最も接することの多いアルツハイマー病（AD）に重点を絞って、これまで述べてきたような観点を中心に、症候学を説明したいと思います。

アルツハイマー病（AD）の症候学

　ADの徴候は、大きく3つに分けて考えるのがわかりやすいと思います（**表2**）。

　1つ目は、全体的な行動の特徴。その代表が取り繕い反応であろうと思います。2つ目は、要素的な認知機能障害です。これは一定の神経ネットワークの障害に還元できるような記憶や見当識、遂行機能、空間認知や構成、あるいは言語、行為、認知などの障害を指します。記憶障害、見当識障害、遂行機能障害、空間認知障害、構成障害、失語、失行、失認などが代表的な症候です。いわゆる中核症状と以前から言われていた症状がこれに相当します。

　3つ目がBPSDで、以前は周辺症状と呼ばれていたものが、おおむねこれに相当します。ADの場合、要素的な認知機能障害の代表は記憶障害であり、BPSDの代表はもの盗られ妄想です。したがってここでは、取り繕い、記憶障害、もの盗られ妄想の3つを取り上げて、認知症の人の思いを中心に考察したいと思います。

表2　アルツハイマー病の症候学

1. 全体的行動の特徴：取り繕い反応
2. 要素的な認知機能障害
    記憶障害，見当識障害
    遂行機能障害，空間認知や構成障害
    失語，失行，失認
3. BPSD
    代表はもの盗られ妄想

取り繕い反応

　「取り繕い」は、故・田邉敬貴先生がよく言われていた言葉です。田邉先生は、認知症の人が示す症状の全体像を非常にコンパクトな、しかも的確な言葉で表現されるのが、とても得意だった方です。認知症の全体的行動の変容として、前方型認知症の代表であるピック病では、他人の目を気にしない「我が道を行く」行動が特徴的であり、後方型認知症の代表である AD では「取り繕い」、あるいはその場に合わせるような「場合わせ」反応が特徴的である、と著書に書いておられます。わが国を代表するような他の認知症研究者も、同じ意味合いのことを書いている場合が多いのです（**表3**）。確かに取り繕いは、AD によくみられる、「アルツハイマーらしい」症状であろうと私も思います。

表3　「アルツハイマーらしさ」に関する諸家の記載

・小阪憲司	（1987）：	一般に愛想がよく、人との接触性もよく、礼節も保たれる
・小阪憲司	（2007）：	もっともらしさ、比較的保たれた対人接触→人格の形骸化、多幸、比較的初期からの病識の乏しさ
・松下正明	（1987）：	対人接触の"もっともらしさ"、人格の形骸化
・長谷川和夫	（1991）：	全体の態度、対人関係の面での応対、周囲の事象に関与しようとする態度など人格水準が比較的よく保たれる
・田邉敬貴	（1992）：	社会生活で破綻をきたしているのに、そのことに触れると、「いや普通にやってますよ」「別にそんなに困ってません」とその場を取り繕う
・秋口一郎	（2006）：	そっけなく振舞って、取り繕って、もっともらしく振舞う

① 診察室でみられる取り繕い反応

　診察室でみられる取り繕いの代表的な例を**表4**に挙げておきます。
　私は、初診時には大抵本人に、「もの忘れをしますか。もの忘れで困ってはいませんか」と尋ねます。「まあ、年だから多少はありますが、別に困ってはいません」というのが、多くの AD の人にみられる反応です。「忘れてもあとで思い出します」「大事なことは忘れません」といった反応も多いですし、「大事なことはメモしますから大丈夫です」と言われる場合もあります。その際、この人にはメモなど何の役にも立っていないことが、すぐに想像できるような場合も多い。さらに、「ちゃんと料理もしていますよ」「普通にやってますよ」と付け加えられることもあり、この場合、「自分は大丈夫」ということを強調したい気持ちが伝わってきます。
　「今日は何日ですか」と私が尋ねます。答えられないのですが、「この歳に

表4 取り繕いの例

＜もの忘れをしますか＞
　　年だから多少はありますが、別に困ってはいません
　　大事なことは忘れないんですけど
　　忘れてもあとで思い出します。ちゃんと料理もしていますよ
＜今日は何日ですか＞
　　この歳になったら、日にちは関係ないから
　　今日は新聞を見てこなかったから
＜今の総理大臣の名前は＞
　　急に言われても、普段はわかっているのに、こういう時は駄目です
　　頭に浮かんでいるのに、出てこない

なったら日にちは関係ないから」「今日は新聞を見てこなかったから」といった受け答えをされる場合が非常に多いです。あるいは、家族のほうを振り向いて、「おい、何日だったかな」と言われることもあります。「今の総理大臣の名前をご存じですか」という問いに対しては、「うーん、急に言われても、普段はわかっているのに、こういう時は駄目です」「頭に浮かんでいるのに、出てこない」といった反応をする人は非常によく経験されます。

こうした反応が、診察室で観察される取り繕いの代表的な例です。

② なぜ取り繕うのか

取り繕い反応は診察室だけでなく、普段の生活でもしばしば観察されることが、家族の話から伝わってきます。要するに、わからない時でも素直に「わかりません」とは言わず、間違った時でも素直に「間違っていました」とは言ってくれないのです。なぜでしょうか。

典型的な取り繕い反応に直面すると、「なぜ素直に誤りを認めようとしないのか、なぜごまかそうとするのか」と感じ、「ずるい人だ」という感情を抱いてしまうかもしれません。また、取り繕いを観察した医療者は「この人は自分が病気であることをわかっていない」と考え、いわゆる「病識」がない人と判断しがちです。しかし、病識があろうとなかろうと、ADの人には取り繕う傾向があることが多く、取り繕いは病識の有無とは無関係です。

「取り繕い＝ずるい人」という判断も、「取り繕い＝病識がない」という判断も、物事の表面しか見ていないことによる誤りです。取り繕い反応には、ADの人が持つ悲しい思いが隠されていることを知るべきです。

③ ADの人の歴史を考える

最初に述べたように、ADは決して突然に発症する疾患ではありません。

「軽度認知障害」という日常生活には困らない程度のもの忘れだけがある時期を経て、徐々に悪化してくる疾患です。この正常から異常への移行期間において、本人はどのような心理状態で過ごしてきたのでしょうか。日常生活を営む中で、自分で誤りに気づいて冷や汗をかいたり、人から誤りを指摘されて嫌な思いをするといった経験を、きっとたくさんされたはずです。誰でもこうしたことが続けば、「また失敗しないだろうか」「人から誤りを指摘され笑われないだろうか」と気になりだすのが当然であろうと思われます。こうした歴史を経て、ADの人は自然と、周囲の人が自分を見る目、周囲の人の態度に敏感になっていきます。

　認知症の人が近所の人と喋らなくなり、引きこもってしまう場合がよくあります。「おばあちゃんが老人会やゲートボールに行かなくなった。なるべく人と喋ってもらいたいので、行かせたいんですが」という話を家族から聞くことは多いと思います。こうした行動面での変容を、アパシーや自発性の低下といった解釈で片付けてしまうのは簡単ですが、それは単純な言葉の置き換えでしかありません。その背景にあるADの人の心理状態を考えてみる必要があります。老人会に参加しても、周囲の話についていけなかったり、誤りを指摘されたりする経験を何度かしたために、もう参加したくないのです。引きこもりは、人前で失敗して恥をかきたくないという、認知症の人が示す自己防衛反応であると考えられ、それを無視して、無理に参加せよと勧めるのは、酷な話なのかもしれません。

④ ADの人は周囲の言葉に敏感です

　ほとんど言葉を理解できなくなった高度の認知症状態の人でも、自分の側で周囲の人が悪口を言っていると、敏感に反応することが多いのです。「自分のことを悪く言っているな」くらいのことは、高度の認知症の人であっても、むしろつらい時期を耐えてきた認知症の人だからこそ、十分それを察知し、反発するのです。いつも自分の欠点を責められている人の気持ちになってみることが大切です。いかに認知症が進行していても、本人の前で、その人の欠陥を他の人と平気で喋るようなことがあってはいけません。すべての認知症にかかわる医療・介護関係者が心得ておくべきことだと思います。

⑤ ADの人の思いと取り繕い反応

　多くの場合、ADの人は自分の異常には漠然と気づいています。自分が以前と違うことに戸惑い、さらに不安になっている場合がほとんどです。それでも

人間、人前で恥をかいたり馬鹿にされたりするのは嫌なのです。自分を普通の人だと思ってほしい、普通の人として扱ってほしいという願いが、取り繕い反応には込められているのです。

　取り繕い反応は、AD という不治の病に冒された人が、必死に自分の尊厳を守ろうとしている姿だと考えるべきだと思います。

⑥ AD の人が詠んだ短歌

　AD の人が自分の思いを詠んだ短歌を紹介します（表5）。まだ、認知症のことを痴呆といっていた頃です。長年、短歌を作っていた人ですが、既にこの時点でかなり強い記憶障害があり、日常生活に支障をきたしています。MMSE（認知機能検査）の書字の際に書かれたものです。「痴呆」という侮蔑を含んだ言葉で呼ばれることの悲しみがよく伝わってきます。特に「さげすみのまなこ」が、本人にとって一番嫌なものであるという思いがよくわかります。「さげすみのまなこ」が怖いから取り繕うというのが、一つの真実ではないでしょうか。

表5　AD の人が詠んだ短歌

> さげすみのまなこ なげる人のあり
> 　　　　痴呆にだけはなりたくはなし

> 痴呆と云わるることの悲しさに
> 　　　　一人涙にくるる時あり

⑦ クリスティーン・ボーデンさんの著書から

　クリスティーン・ボーデン（結婚してクリスティーン・ブライデンとなった）というオーストラリアの人が、認知症になって、『私は誰になっていくの？』（クリエイツかもがわ）という本を著しています。この人は政府の元高官で多くの仕事をこなした非常に頭の良い人であったので、認知症を発病してからでも、こういう本が書けたのだと思われます。認知症を持つ人の思いが見事に率直に伝わってくる内容です。その本の中の1節で、まさに取り繕いのことが取り上げられています。

　「人と交わるようすを見ても、私には何もひどく悪いところはなさそうに思

われたり、もうほんの数年もすれば、全介護が必要になるとは思えなかったりするかもしれない。私は『取り繕い』作戦がとてもうまい。笑ったり、ジョークを言ってみたり、ばかなことを言わないようにゆっくりと話すし、質問は避ける。文章が意図と違ってしまいそうな時は、うまくごまかしてしまう。一緒にいる間の、その短い時間は精一杯つとめているので、私が病気だとはほとんどわからないだろうと思う」

　また、こうも書かれています。

「私がうちとけて話したりしている時は、信じられないくらい元気で、精神を集中しているように見えたかもしれないが、相手が行ってしまったあとは、サービス精神を使い果たして素っ気なくなり、疲れきってぐったりと倒れこんでしまう」「片頭痛は『正常』に見せようとする努力から来るようだ」

　すべて納得でき、心に響いてくる文章です。こちらの質問を避けるように話すADの人は時々経験しますし、家族以外の人が訪ねてくると非常に上手く喋って、「どこが悪いの」と言われるほどなのに、家の中ではまったくだめという人が多いのも、家族の話からよく経験されることです。

　「サービス精神」という言葉を使っているのにも注目されます。ここには「正常に見せたい」という保身や自己防衛とは異なった意味を示す、取り繕いの別の一面も現されています。自分の失敗で、その場の空気を壊してしまいたくない、相手に嫌な思いをさせたくないという思いも、取り繕いにはあると考えられるのです。

⑧ 私たちも取り繕って生きている

　私たちも人前で思わぬ失敗をすれば、慌てて取り繕うことが多いのではないでしょうか。「恥をかきたくない」という意識は健康成人にも共通であり、我々も日々取り繕って生きているのかもしれません。この意味においても、ADの人も私たちと同じ感情構造や心理的機制をもった「普通のひと」なのです。

ADの記憶障害

　ADの初期から最も目立つ症状は、当然ながらもの忘れです。典型的な症状は、同じことを何度も尋ねる、何度も言う、物を置き忘れて捜す、そのために印鑑、通帳、年金などに関するトラブルが多い、などです。買い物をする人であれば、同じ物を何度も買ってくるので冷蔵庫に食べ物が溜まり、下手をする

と奥のほうは腐っていることもあります。料理をする人であれば、メニューの幅が狭くなり、同じような簡単なものばかり作るようになります。自分のした行動や身に起こった出来事そのものをすっかり忘れているのです。一度尋ねたこと自体を忘れているから、また尋ねるわけですし、買い物や料理の場合も同じです。

　ADの初期は、昔の記憶や一般的な知識はよく保たれていますが、最近のことを忘れます。学問的には、手続き記憶や意味記憶は保たれ、エピソード記憶が障害される、さらにエピソード記憶の中でも、遠隔記憶は保たれ近時記憶が障害されるということになります。

① なぜ同じことを何度も尋ねるのか

　ADの人はなぜ、同じことを何度も尋ねるのでしょうか。前述した通り、さっき尋ねたという自身の行為をすっかり忘れているから、自分は初めて尋ねていると思っているのです。したがって、介護者には、「病気のために尋ねたということ自体を忘れるから、また尋ねるのです。だから、できるだけ叱らずに答えてあげてください」と指導するのが一般的と思われます。しかし、たとえ理屈ではそのことを理解しても、実生活で何度も同じことを尋ねられたら、嫌になるのは当然です。つい、「もう、何度同じことを聞くのよ。さっきも言ったでしょう」と厳しい口調で言ってしまう気持ちもよくわかります。

　それでは、どうしたらよいのでしょうか。これに対する明確な答えを私が持っているわけではありません。ただ、記憶がなくなるとはどういうことか、記憶が曖昧になった人の気持ちはどういうものかを考えてみる必要があるように思います。

②「私」と環境と記憶の関係

　「私」という存在と「私」を取りまく環境、そして記憶との関係を考えてみます（次頁図1）。「私」という存在は、「私の魂」といってもよい核の部分と、「私のもの」「私の城」という城壁のような部分とから成っています。「私のもの」「私の城」は、財産や地位、役割、業績、さらには自分の歴史、エピソード記憶の集積でもよいと思います。正常の状態では、「私のもの」「私の城」は結構大きく分厚くて、「私の魂」を保護してくれています。さらに環境の中にある「私」の割合（存在感）は大きく、しかも環境としっかりとつながっています。環境とつながっていられるのは、記憶の働きが大きいと思います。自分が何の目的で、どういう状況で、今ここにいるのか、それがしっかりしていな

図1 「私」と環境と記憶

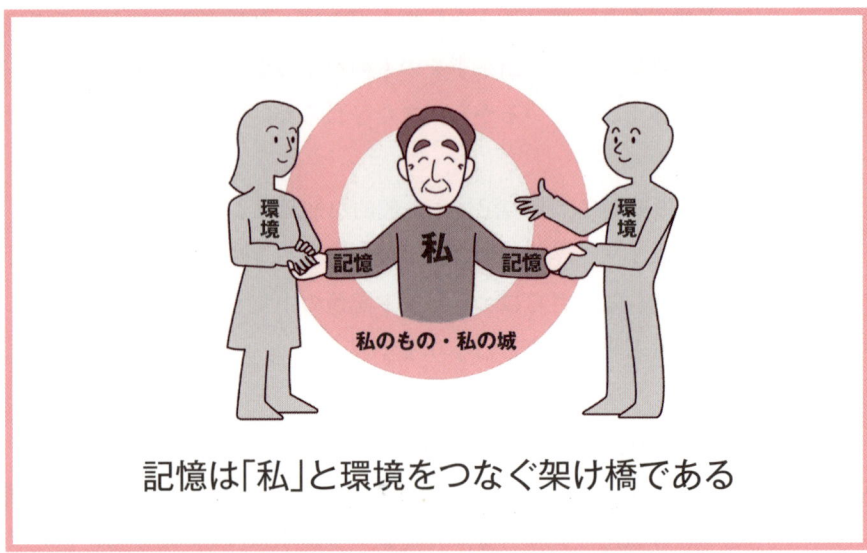

記憶は「私」と環境をつなぐ架け橋である

いと、環境とはうまくつながりません。記憶によって環境としっかりつながっているという感覚が、「私」の存在を安定化させているのです。

そういう意味では、記憶は「私」と環境とをつなぐ架け橋であると言えます。

③ 認知症になると

これが認知症になってくると、どういう状態になるのでしょうか（図2）。まず、「私の魂」は小さくはなりませんが、「私のもの」「私の城」はだんだんと小さく細くなってきます。認知症のために、家庭の中でも社会の中でも地位は下がるし、役割はなくなってくるのですから当然です。さらに、記憶が悪くなってくるために、環境とのつながりが希薄になり、今そこにある現実の世界がよそよそしく空虚なものになってきます。不安、孤独感、恐怖心が生まれ、そこから反発や妄想も起こりやすい状態になってくると考えられます。記憶障害は「私」の根源的存在を脅かすのです。

つまり、認知症になっても環境としっかりつながっているという感覚が与えられれば、不安や恐怖は生まれないし、本来の「その人らしさ」を保つことができるのではないでしょうか（図3）。

④ 再び、なぜ同じことを何度も尋ねるのか

このように考えると、認知症の人は何かにつながっていないと不安だから尋ねるという考え方もできます。尋ねる質問の内容は、記憶障害のため同じ内容

図2 認知症になると

不安，孤独感，恐怖
↓
反発，妄想

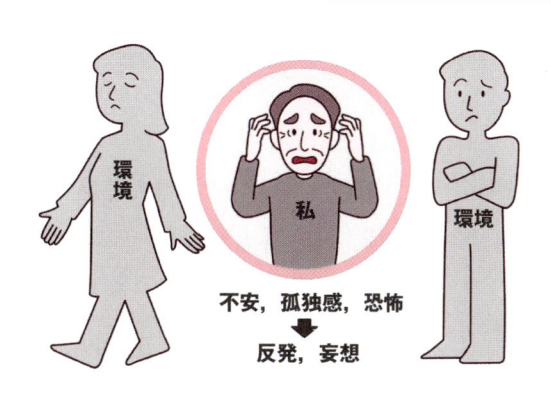

いまそこにある現実の世界は、よそよそしく空虚なものになっていく
➡記憶障害は「私」の根源的存在を脅かす

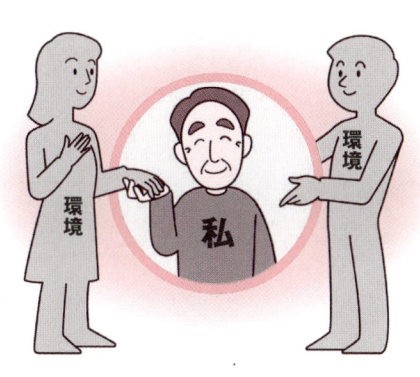

図3 認知症になっても

・認知症になっても、しっかり環境とつながっているという感覚が与えられれば
➡不安や恐怖は生まれない
　本来の「その人らしさ」を保つことができる

になってしまいますが、実は、質問の答えを本当に知りたくて尋ねているのではない場合も多いように思われるからです。何となく不安で、何かにつながっていたくて話しかけるのではないでしょうか。何かとは環境のことであり、それは多くの場合、認知症の人の側にいる「あなた」のことだと考えられるのです。

　環境との関係が希薄だから、環境につながっていたくて尋ねたり話しかけた

りするのだ、環境とは尋ねられている自分のことだ、こういうふうに考えると、先ほどの「何度でも同じように答えてあげなさい」という一般的な指導内容を少し変えることができるかもしれません。いくら答えてあげても、その口調が素っ気ないものになっていたとしたら、つながっているという感覚は与えてあげられないかもしれません。そうすると、また同じことを尋ねることになります。認知症の人が何度も同じことを尋ねる時は、不安で寂しいのだから、その時には、何かを一緒にして楽しむくらいのことをしないといけないのかもしれないのです。実生活では非常に難しいことですが、少なくとも今言ったような視点を持っていることは大切だと思います。

BPSDの代表：もの盗られ妄想

　ADのBPSDの代表は、もの盗られ妄想（**図4**）と夕暮れ症候群です。もの盗られ妄想は誰かにお金や物を盗まれたと訴える妄想であり、夕暮れ症候群の典型例は、夕方になると自宅に居ても「家に帰る」と主張してソワソワ落ち着かず、外に出て行こうとします。夕暮れ症候群もADの人の心理世界を考える上では非常に重要な徴候ですが、ここではもの盗られ妄想について考えてみたいと思います。

図4 もの盗られ妄想

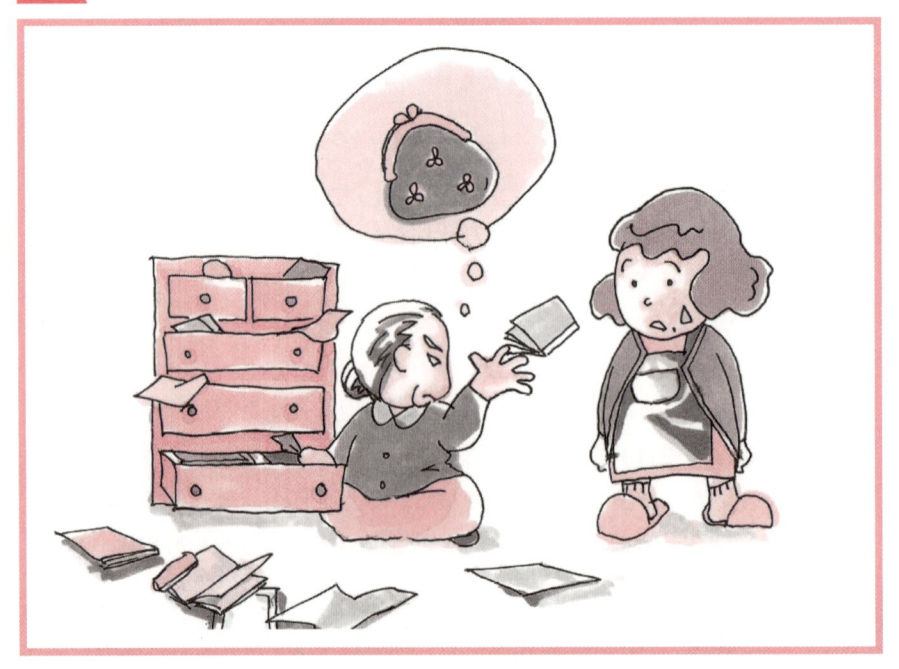

① もの盗られ妄想と記憶障害の関係

　もの盗られ妄想の典型例では、自分が大事だと思っている物をどこかに隠す、心配になって隠し場所を変えることから始まる場合が多いようです。隠した場所を忘れたり、さらには隠し場所を変えたという自分の行為を忘れている、だから自分があると思っている場所にないという事態が起こってしまう訳です。「あるはずの場所にない、自分はここに置いておいたはずだ、ないのは誰かが盗ったとしか考えられない」というように考えるのは、一見理屈にあっています。したがって、もの盗られ妄想の最大の原因は、自身の行為を忘れてしまう悪性のもの忘れであるという結論になります。

　でも、本当にそうでしょうか。もの忘れが強くて、よく物を探しているADの人は多いですが、その人たちが全員、もの盗られ妄想を呈する訳ではありません。もの盗られ妄想に発展するためには、それなりの条件があるはずです。また、さほどもの忘れが強くない人でももの盗られ妄想を呈する場合もあります。したがって、もの盗られ妄想の第一義的な原因が記憶障害にあるとは言えないと思われます。

② もの盗られ妄想の心理的背景

　私の観察では、もの盗られ妄想を呈しているADの人の心理的背景には、精神的孤立と不安感があると思われます。さらに、なぜか物事が自分の思い通りに運ばないという不如意感、焦燥感があります。実際、自分は何も悪いことはしていないはずなのに、なぜかこれまでのようにうまくいかないのです。うまくいかないのは、実は病気のためなのですが、そうは簡単に「病気の症状である」ことを理解し納得することはできません。また、楽しいことが何もないという自己満足感の欠如も加わっていることが多いようです。そして、周囲の人との関係性がうまくいっていない場合や、関係性が逆転してしまったことを不快に感じている場合は、周囲への反発心や漠然とした被害者意識が加わってきます。こうした心理的背景がある場合に、探し物が見つからないと、「誰かが私を邪魔している、私の物を盗って困らせている」と考えるのは、自然の成り行きかもしれません。

　もう一点、考えておかなければいけないのは、一人で何もすることがなくなった場合にこの妄想が起こりやすいということです。例えば健康成人であれば、夜にお金や通帳を確認するようなことは少ないと思います。そんなことをしないと心が満たされない、そういう心理状態にADの人がなっていることが問題なのです。ADの人は自分の城が小さくなり、自分の地位が低くなって

しまっていると、漠然と感じていることが多いですから、通帳やお金を確認することで、自分の不安や自己満足感の欠如を補おうとしていると考えられます。お金や物などしか自分を満足させるものがない、あるいはお金や物を確認することでしか不安を解消できない、そういった心理状態になってしまっていること自体が最も大きな問題であり、治療的側面を考える場合にも重要だと思われます。

③ もの盗られ妄想の治療

　もの盗られ妄想が非常に強固で攻撃性が激しい場合には、抗精神病薬で少し鎮静をかけることが必要な場合があります。しかし、非薬物的な対応だけで改善する例も非常に多いことを知っておくべきです。「妄想→抗精神病薬」といった短絡的な治療方針は、厳に慎むべきです。BPSDをまず薬剤で治療しようとするのではなく、環境調整などの非薬物的対応をまず考えるべきなのです。

　もの盗られ妄想が軽度の場合は、家族と一緒にもの忘れ外来に受診して、家族や本人に説明や指導をすると、次の受診日には家族が「先生、もう言わなくなりました」と言う場合も決して稀ではありません。ただ、通常はもう少し時間がかかり、家族が本人の病気や心理状態を理解して対応を変え、さらにはデイサービスなどに参加して自分の楽しみを見つけていく過程で、妄想が消失していくことが多いと思われます。何となく不安がなくなって、自分が主役になれる世界を持つだけで、症状は改善方向に向かいます。

④ 陰性感情への理解が大切

　認知症の人を周囲の人が見る時、寂しさ、喪失感、不安などといった認知症の人が持っている陰性の心理状態は見えにくいものです。逆に、取り繕い、反発、攻撃性、被害妄想などは非常に見えやすいと考えられます。そのため、下手をすると、「人が悪くなった、人格が変わった」と周囲は感じてしまいます。

　実は、そうではないことがほとんどなのです。人の人間性の本質は、認知症になったからといって、そう簡単に変わるものではないのです。特にADの場合は、病前の性格はそのまま引き継がれることが多いのです。認知症の人の行動やこころを本当に理解するためには、表に現れた派手な症状に目を奪われるのではなく、その裏に潜在する陰性の感情の方に目を向ける必要があります。反発や攻撃性の裏に潜む不安、孤独感、喪失感などを感じ取ることが大切だと思います。

⑤ どのように支援すべきか

　どのように支援すればよいのでしょうか。例えば、妄想を理屈によって修正しようとすると、必ず逆効果になります。理屈は屁理屈で返され、さらに妄想を大きくしてしまうかもしれません。「理屈よりも感情」と考えてください。よく言われるように「説得よりも感情的に納得」してもらうことが大切なのです。

　もちろん、妄想や攻撃性を示している人を叱ったり、上から下に注意したりすることは禁物です。そんなことをすれば、自分は理解されない、また馬鹿にされていると感じることになって、不安感、孤独感といった陰性の感情がさらに深くなることになります。陰性の感情が深まれば深まるほど、表に見える反発や攻撃性は強くなってしまうことがほとんどです。こうした悪循環に陥ることは避けねばなりません。

　結局、本人への本質的な支援は、寂しさや不安、喪失感、など陰性の感情を薄めてあげることしかありません。認知症の人の心にできた悲しい大きな穴を、少しでも埋めてあげることなのです。

関係性の修復に向けて─家族への指導、本人への指導

　次頁表6に、認知症の人の家族に対して私が行っている、主な指導内容を列挙しました。まず、病気の発病は本人の責任ではないことをしっかり理解してもらう必要があります。注意叱責してはいけないという一般的に言われている指導をさらに一歩進める必要があります。認知症の人は自分の城が小さくなり、自分の地位が低くなっていると、自分で感じています。だからこそ、残っている良いところを見つけて、それを認めて褒めるような、あるいは感謝するような対応が求められるのです。

　本人の指導については、本人の性格やその時の思い、症状の程度などによりさまざまであり、決して一概には言えず、ケース・バイ・ケースとしか言えません。私が診察室でときどき行っている本人との語らいは以下のようなものです。それぞれの医療者に自分の診療スタイルがあるので、私を真似せよなどというつもりはまったくありませんが、参考にしていただければ幸いです。

「自分でも、もの忘れを少しするようになったことには気づいていますね」
「うん」
「でも、身近な人から叱られたり、偉そうに言われたくはないですよね」
「そうや、その通りや」

「大丈夫です。もの忘れは確かにしていますが、もの忘れはしていても、あなたの良いところ、良い人間性はしっかり保たれています。ご家族には叱らないように私から指導しておきました」

表6　家族指導の内容

1. 認知症は多くの場合、根治的治療のない難病であり、発病は本人の責任でも家族の責任でもない。
2. 病識がないように見える場合でも、本人は周囲との関係性の変化に戸惑い、気後れや焦り、不安を感じていることが多い。
3. 認知症であっても、徘徊、妄想、暴力などの周辺症状は必ずしも起こるわけではない。たとえ、BPSDや周辺症状が起こっても適切な対応や薬物療法で乗り切れることが多い。
4. BPSDや周辺症状をきたさないためには、本人と周囲との関係性が安定し、本人の情緒が安定していることが重要である。したがって、病気の症状（例えばもの忘れのために同じことを何度も尋ねるといった行動）を注意叱責しすぎてはいけない。
5. 人は誰でも周囲から認められたいと思っている。特に自身の能力の低下を漠然と感じ、不安になっている認知症の人はその思いが強い。できるだけ残っている本人の良いところを探し、それを認めてあげるような対応が、本人の情緒安定のために必要である。
6. できないことを無理に訓練してはいけない。「できることはそのまましていただく。できないことはさりげなくサポートする」という姿勢が大切である。
7. 本人が家庭内ですることがなくなっている場合や、情緒不安定になっている場合は、本人が気後れすることなく残存能力を発揮できる場所や機会の提供が、周辺症状を抑える意味でも、廃用性障害を防止する意味でも重要であり、こうした機会を家庭内で提供することが困難な場合は、積極的にデイケアやデイサービスを利用するのがよい。

まとめに代えて─認知症の人の心と行動

　認知症の人が示す心の動きや行動の原型は、普通の人が元来持っているものと大きくは異なりません。誰でも失敗すると周囲の目が気になります。間違いを訂正されたり注意されると、取り繕うようになります。攻撃されると、誰でも反発します。あるいは被害妄想的になったりします。逆に、自分を認めてくれる人や、自分のことをわかってくれる人に対しては、こちらも寛容になり、その人の言葉に従おうという気持ちになるものです。

　こうした「こころの動き」は、認知症の人も、私たちも全く同じではないでしょうか。認知症の人が感じている苦悩を理解することは、人間性を理解することであり、それは私たちの生き方にも関わってくる問題であろうと思うのです。

文献

1) 松田 実,翁 朋子,長濱康弘:人との関係性からみた認知症症候学.老年精神医学雑誌 20(増刊-Ⅰ):104-112,2009.
2) 松田 実,長濱康弘:今、なぜ症候学か.老年精神医学雑誌 21(増刊-Ⅰ):69-73,2010.
3) 田邉敬貴:痴呆の症候学,医学書院,2001.
4) 松田 実:認知症の症候論.高次脳機能研究 29:312-320,2009.

第3章

BPSDへの具体的対応

入間平井クリニック

平井　茂夫

第3章　BPSDへの具体的対応

入間平井クリニック　平井　茂夫

はじめに

　多くの病気がそうであるように、認知症を診るにも手順があります。

　「認知症状」と「BPSD」を一旦分けて考えます。そうした方がよいのは、認知症状（記憶障害、見当識障害など）の治療が「脳病変の進行抑制」を主眼とするのに対して、BPSDへの対応は、脳病変のみならず身体病変、本人の生活史、さらには本人を取り巻く周囲の環境にも注意を払う必要があるからです。

　結論から申しますと、BPSD対応の本筋は、本人が「何をしてほしいか」「何をしてほしくないか」をできる限り理解し、本人を取り巻く周囲の状況を十分に踏まえて、必要と思われる医療的・介護的その他の処置を、着実に進めていくことです。

　「本人が明らかに望まないとわかっていること」を回避するだけで、BPSDが減少する事例は珍しくありません。しかし、いつもそれが明白（あるいは回避可能）であるとは限らず、いわゆる「困難事例」の大半で、情報収集の難しさが目立ちます。

　①必要な情報は何か、②それは誰から、どうやって集めるか、③集めた情報をいかに整理し活用するか、といった考え方の根本は、内科診断学の教科書に書かれたものと相違しませんが、認知障害と精神症状を有する人、そしてその介護に疲れ果てた人から情報を収集するには、若干の配慮が必要です。

　それはしばしば時間のかかる作業であり、現場の介護者やケアスタッフには「忍耐の限界」があります。限界を超えた負荷は、時に重大事故を招きます。こうした実情を踏まえると、本人に資産があり、家族に理解があり協力的で、優秀なケアスタッフにも恵まれた、いわば最も理想的な条件を想定した場合でさえ、薬剤、ことに向精神薬の適切な使用が避けられない場合があると、私は推測します。しかし、こうした投与法の多くは、厚生労働省の認可を得ていない適応外投与であるため、本稿ではある程度抑制した記載をしています。

診察の進め方・考え方

ここでは、BPSDを有する方が、家族同伴で、通常の外来を初診したという設定で話を進めます（専門外来や訪問診療では手順が若干異なります）。本人および家族との関係、さらに、家族の認知症に対する態度・理解も、初診の時点で相当程度に決まってしまいます。ですから、ここでは時間の許す限り丁寧な対応が望ましいのです。

たいていの場合、家族は本人の前でBPSDの詳細を述べることを遠慮しがちなので、まずは本人と向き合うことになります。本人との面接における重要点を**表1**に示します。

表1　本人との面接における重要点

1. 治療関係の形成
   本人の「困っていること」に向き合う
2. 身体状況の把握
   薬物治療との関連
3. 「納得がいかないこと」⇒そのまま記録
   後で＜事態の真相＞が明らかになることも

BPSDの診察は、身体から診るのがポイントです。理由は2つあります。まず、本人は自分が精神的におかしいとは思っていません。そこで押し問答をしても無意味です。しかし、身体の不調は自覚していることが多いので、まず、その点を丁寧に聞き、診察してください。それが解決可能であるかはさておき、本人が困っていること、苦痛に思っていることに、とにかく耳を傾けるべきです。もう1つの理由は、身体疾患がBPSDを悪化させる場合があることです。

実際の症例において、BPSDの根本原因を特定するのは困難です。ここでは、緊急介入を要する状況下で、BPSDの修飾要因として検索すべきものについて、以下の3つに整理して考えます（次頁**表2**）。

1つ目は認知症それ自体からBPSDが生じるもので、レビー小体型認知症が有名です。2つ目は身体疾患からBPSDが生じるもので、肺炎、脱水、低酸素症などによく遭遇します。3つ目はBPSDや身体疾患に対して処方された薬剤によってBPSDが生じるものです。

肺炎や脱水の治療後に、正常な疎通が可能になる高齢者の存在は、（認知症を専門としない）一般医の先生もご存じかと思います。また、薬剤性の精神症状を直接鑑別診断することは非常に難しいのですが、まず薬剤性の身体症状を

表2 BPSDの修飾要因―初診時の緊急チェックリスト

1 認知症それ自体 　　レビー小体型認知症が有名
2 身体疾患 　　肺炎、脱水、低酸素症など
3 薬物 　　精神科の薬で精神症状が悪化することも

発見し、その薬を減量ないし中止することによって、精神症状も改善する場合があります（**症例Ⅲ**参照）。こうした目的で薬剤情報を検索するには、「医薬品医療機器総合機構」ウェブサイトの「添付文書情報」メニュー（http://www.info.pmda.go.jp/psearch/html/menu_tenpu_base.html）が便利です。

症例Ⅲ：若年性認知症の夫と癌から2回生還した妻

― Profile ― 同い年の夫婦。高校の同級生で、趣味の音楽で結ばれた仲であった。夫は自営業の社長であったが、X－6年（40代後半）頃からもの忘れと失見当が出現し、徐々に進行。X－5年、某病院でアルツハイマー病と診断された。さまざまな治療を受けたが、病状は進行し続けた。X年（50代前半）秋、私の勤務する診療所に紹介された。

― 経　過 ― 初診時、既に高度の失語のため指示が理解できず、非常に不安が強かった。精神的に落ち着かないとの理由で、それまで通っていたデイサービスの利用を断られた。不安の強い時に、しばしば下痢を繰り返していたが、ギターを弾いている時は下痢が止まっていたという。

ドネペジル5mgを投与されていたが、消化器症状（下痢）のため3mgに減量した。従来とは別の小規模デイサービスの導入を試みた。

デイサービスに少しずつ慣れ、下痢も止まって、体重も回復し始めたX＋1年1月、妻が乳癌（第Ⅰ期）と診断された。日帰り手術による腫瘍摘出＋放射線治療でよいとのことで、夫はショートステイで対応した。ところが術後まもないX＋1年2月、妻が今度は子宮体癌（第Ⅰ期）と診断された。

その直後、ショートステイ中の夫が尿閉を来たし、緊急導尿を要した。原因薬剤としてフルニトラゼパムを疑ったが、すぐには減量できないため、当面はジスチグミン臭化物投与で対応した。X＋1年4月、妻の子宮体癌手術が行われた。転移は認められなかったが、乳癌のこともあり、定期的に化学療法を受けることになった。

この間、ステイ先の職員の尽力や、古い音楽仲間の精神的サポートもあった。夫の体が時折傾くことがあったため、フルニトラゼパムを徐々に減量した。睡眠は保たれ、尿閉も徐々に緩和したので、ジスチグミン臭化物も減量した。

　X＋1年10月、自宅近くにできた小規模多機能ホームに入所した。妻は、化学療法のある日を除いて、ほぼ連日面会に通った。夫はすっかり精神的に落ち着き、むしろ癌治療で不安の強い妻を「大丈夫だから」と励ましていた。

　妻は、夫を連れて自宅に外出するようになった。癌の主治医から許可が出たら、何とか夫を家に連れて帰れないだろうかと考えている。

> **症例を診る視点**
> ①**薬剤性**の精神症状は、**身体**から診ましょう。
> ②**家族の介護能力**を維持します。
> ③**チーム連携**が重要です。

Point ☞

○「診察の進め方・考え方」で述べたように、この例でも「下痢」という身体症状に着目し、ドネペジルに消化器系の副作用が出現することと結びつけて考えました。ドネペジルの添付文書には「3mg/日投与は有効用量ではなく、消化器系副作用の発現を抑える目的なので、1～2週間を超えて使用しないこと。」と指示されていますが、本例では「消化器系副作用の発現を抑える目的」で「3mg/日投与」を行っており、その点では指示の文意を遵守しています。

○本人の身体に無理のない投与量に調整した結果、精神的にも落ち着き、投与継続が可能になりました。私が担当する以前、本症例はむしろドネペジル無効例と見なされておりましたが、その後の経過をみると、個人的には「ドネペジル3mg有効例」であるとさえ、考えたくなります。

○54頁**表13**に示した通り、＜家族の健康＞は、家族介護能力の維持に関して決定的要因です。本例と前後して、私は介護者に悪性腫瘍が発症した事例を複数経験しました。その後、介護者に対して、「健康診断はぜひ受けてください」「特にがん検診は、絶対に受けてください」と勧めています。

○この夫婦の臨床経過には、絶体絶命の危機が何度も出現しましたが、そのたびに家族、友人、各科の先生方、医療・介護・福祉関係者などのサポートを得て、何とか切り抜けてきました。ここまで素晴らしいチームワークを維持できたのは、結局、

> 本人の人柄によると思います。高度認知症になってからも、雰囲気を読んで妻に優しい言葉をかけるその姿をみて、私は、パーソンセンタードケアを唱える人たちの主張する「アルツハイマー病を有する人は、その人格が失われたわけではなく、むしろ隠されてしまっているのだ」ということを、納得することができました。

43頁**表1**に示した「納得がいかないこと」→そのまま記録は、少し理解が難しいと思いますので、具体的に説明します。**症例Ⅳ**をご覧ください。夫に先立たれた高齢の女性が、わがままの限りを尽くしているように見え、家族の多くが閉口する中、通常は本人と最も鋭い対立を来すはずの長男の嫁が、一貫して本人を擁護していました。そのことを私はずっと納得できませんでしたが、無理に理由づけはせず、実際に起きたことを淡々と記録し続けました。

症例Ⅳ：動脈硬化を基盤とする晩発性双極性障害

― Profile ― 複雑な家族背景を有する症例。若い頃は旅館を自営し、夜中に寝ずの番をしていたため、不眠が習慣化していた。先妻の産んだ男児2人を育て、家業を軌道に乗せ、働きに働いて財産を築いた。趣味もセミプロ級だった。X年1月、夫が亡くなり単身生活となった。同年11月、心筋梗塞で約1カ月入院。退院後、自ら希望して有料老人ホームに入所したが、すぐにうつ状態を呈したため、抗うつ薬を投与された。翌年1月になって運動機能低下が明らかとなった。同年3月、ベンザミド系薬剤の中止にて運動機能は改善した。

― 経　過 ― X＋1年4月（80代半ば）、私の勤務する診療所を紹介受診した。同年3月以降に活動性が向上し、本人の希望で入った老人ホームを「自分が何も知らないうちに入れられた」と主張するなど、記憶障害と情動易変性を認めた。HDS-R（改訂長谷川式簡易知能評価スケール）19/30だったが、見当識5/7、遅延再生3/6で、肢位構成も障害を認めなかった。頭部CTにて大脳白質の著明な虚血性病変と、前頭葉優位の皮質萎縮を認めた。胸部X線写真にて大動脈の石灰化も強く、全身動脈硬化の存在が明らかであった。血圧の変動が激しく、普段の血圧は高いが、降圧薬を少し増量すると急激に血圧が下降した。

脳血管性認知症と診断し、しばらく向精神薬を投与せずに観察したが、頑固な不眠が続

き、そのことを苦にせず、多弁であちこちに電話を繰り返し、自尊心が肥大して周囲の制止を全く相手にしなくなるなどの、躁状態が明らかとなった。長男と次男、実弟、遠縁の親戚などを振り回し、金遣いも荒くなった。長男と次男が財産を争い、別々の弁護士を依頼する事態に至って、成年後見申請が必要と考えられた。

　紆余曲折を経て、結局は長男の嫁が主介護者となった。嫁はこうした混乱した状況の中で、一貫して本人に同情的態度を示していた。家庭裁判所からの指名で、第三者の司法書士が後見人になった。

　「後見がついていれば、悪徳業者に身ぐるみ剥がされることはない」「事情の許す範囲で、本人のやりたいようにやらせよう」との方針を立て、それを主な家族に周知した。血圧と睡眠の調整目的で、神経内科に短期入院した。少量の抗精神病薬と気分安定薬で夜は眠れるようになり、降圧薬調整で血圧も落ち着いた。

　退院後、新設の老人保健施設に入所したが、帰宅要求が激しく、すぐに退所処分となった。しかし、訪問サポートを準備した上で自宅に戻したところ、意外にも落ち着いて暮らせるようになった。気分の波が存在し、時にうつ状態となることもあって、少量のSSRIを追加。本人ももの忘れの存在は認めるようになり、そのことで周囲と口論することはなくなった。

　現在は、在宅サービスを受けながら単身生活を比較的無理なく継続しており、振り返ってみると病像の主体は認知障害よりもむしろ気分変調であることから、主診断を「晩発性双極性障害」に変更した。

症例を診る視点

①法律に従って、**本人の利益を守りましょう。**
②キーパーソンを選択します。
③脳血管障害は、血圧の安定が鍵です。

Point ☞

○家族が分裂して対応に苦慮しましたが、成年後見申請で本人の資産を守り、それが本人の精神症状安定化にも寄与した事例です。自宅に戻った当初は、金遣いの荒い時もありましたが、後見人がいる限り、財産を丸ごと持っていかれる心配はないと考え、少々の出費は＜見逃す＞ことにしました。
○元々は、本人が文字通り＜寝る間も惜しんで＞働いて貯めたお金であり、本人が正当に使用する権利を有するものです。また、若年期から長年に渡る不規則な睡眠パ

○ターンが、高度の動脈硬化形成に影響した可能性も疑いました。
○家族が四分五裂する中で、長男の嫁は、終始本人に好意的でした。複雑な事情を有する一家に嫁いだ女性として、一種の共感を持っていたようで、また本人が大変な努力家であることに敬意を払っていました。この人をキーパーソンに選んだことが、治療成功の大きなポイントでした。
○診断と治療についてですが、本症例の主たる病変は脳血管障害であり、経過中に記憶障害や気分障害を来してはいますが、血圧が落ち着いてからは、両者共に比較的安定しています。よって、この事例の治療の基本は血圧のコントロールにあると考えました。

　一家の複雑な背景を家族が語ったのは、かなり後のことでした。44頁表2に挙げたBPSDの修飾要因に関しては、迅速な対応を要する場合が多いのですが、環境や心理的要因がBPSDに及ぼす影響についての解釈は慎重に行うべきです。「こちらの想像を超えた事態」が起きているかもしれないとの前提で、じっくりと話を聞き、「○○ということで間違いありませんね？」と尋ね返して確認した上で、記録を積み重ねることをお勧めします。

本人からの情報収集

　ここでは、本人と家族が同席した初診の場面を想定していますが、家族の話は何らかの形で必ず伺う旨を伝えた上で、まずは本人の話を聞きます。今でこそ「認知症高齢者」になってしまったかもしれませんが、若い頃は得意の分野で業績を上げた方も少なくありません。相手がそういう人かもしれないと想定し、敬意を払ってお話を伺うべきです。

　事実に反すると思われることを本人が強硬に主張し、家族やケアスタッフがその対応に困ることも珍しくありません。こうした場合、とりあえずは否定せずに、そのまま傾聴し、丹念に記録します。初めから全面否定してしまうと「そのような言動をするに至った、本人の心の動き」を捉える機会が失われてしまうからです（家族に同様の対応を求めるのは難しい場合もあります）。本人に受け入れ可能な範囲の介入を試みつつ、納得のいかない点にはやんわりと疑問符をつけ、それに対する反応を観察し続けるのです。そうしているうちに、本人が自らの置かれた苦境を語り始める時が来ます。その時が本格的な

表3 本人からの情報収集

1. 本人が、何を大切に思っているか
2. 本人は、何をしてほしいのか
3. 本人は、何をしてほしくないのか

を常に考えて、話を引き出す。

表4 客観的情報

最重要	重要
・歩けるか ・座っていられるか ・夜はぐっすり眠れるか ・食事・水分は摂れるか ・尿・便は出ているか ・血圧、脈拍は	・目つき、顔つきは変わっていないか ・嚥下は大丈夫か ・痛いところはないか ・立ちくらみはないか ・手足の関節、筋肉は固まっていないか

サービス導入の好機だと、私は考えています。

　本人の苦労話を長々と続けられて、うんざりする先生もいらっしゃるでしょうが、これもまた積極的に活用しましょう。話に付き合いながら、時々相槌を入れて、「本人が、何を大切に思っているか」などを聞き出してみてください（**表3**）。

　本人が診察室に入り着席する時、診察中の表情・仕草、あるいは話が一段落した時に、客観的情報を確認しましょう（**表4**）。

　ここに書いてあることは、臨床医にとって常識的事項ですが、特に困難事例において、こうした客観的情報の確認・集積がおろそかになりがちです。

　「困難事例」という言葉が何回か出てきたので、その内容について検討します。『新明解国語辞典』第4版（三省堂）によると、「困難」とは「解決がむずかしくて、苦しんだり、悩んだりする様子」と定義されています。認知症の人を指して「困難事例」と呼ぶ場合は、家族やケアスタッフにとって「解決がむずかしい」ことが多いかもしれませんが、本当は認知症の人自身も「苦しんだり、悩んだり」しているのではないでしょうか。

家族からの情報収集

　本人からの情報収集が一段落したところで、採血や身長・体重測定（介護保険申請に必要）のため、本人が席を立つ場合が多く、ここで家族から簡潔に話を聞きます。忙しい場合、詳細は後日聞く旨を伝え、以下の点をまず確認しま

す（表5）。

　本人のいないところで、家族から詳しい話を聞く機会があれば、次の点を再度確認してください（表6）。

　本人に関するプラス面の情報は見落とされがちですが、本人の「得意なこと」を手がかりとしてケアに「乗せる」ことは、ときに有効な手法です。騒いだり暴れたりする人は、ある面エネルギーが残っているので、それが適切に誘導されると、BPSDが問題にならなくなることもあります。

　「来ていない家族が要注意」であり、来ている家族の口が重い時ほど、そうした事態が疑われます。揉めそうな時は、説明と同意を注意深く行い、権利擁護や成年後見制度の利用も考慮すべきです（症例Ⅳ参照）。

　たとえ家族だけの面接でも、来る度に、前頁表4の「客観的情報」を聞き出してください。しつこく聞いていると、変化があった時に「いつもと違う」と、家族から言い出すようになります。家族が適切な観察を報告したら、大きな声で褒めてあげましょう。面接の最後に必ず、「現時点で何が一番困るのか」を、繰り返し確認してください。その早急な解決が仮に不可能であるにせよ、「家族の負担」に主治医が決して無関心でないことをこそ、伝えるべきなのです。

表5　家族からの情報収集

1. 現在の本人の具体的な生活状況
　　特に通院・服薬の情報が重要
2. 本人陳述の不備を補う
　　本人の生活史、性格、得意なことなど
3. 家族の意向、受け入れ状況
　　当日来ていない家族の存在を忘れるな

表6　本人と別に、家族から

- 本人の精神状態について詳しく聞く
- これまでの治療経過について詳しく聞く
- 本人の人となりや楽しみなどの、プラス面の情報を得る
- 他の家族や親戚の意見や態度を確認する
- 現在服用している薬剤をチェックする―服用情報、嚥下
- 何が一番困るのかを繰り返し確認

情報の整理

　ことBPSDに関しては、非常に問題が多岐にわたるため、医療だけ、介護

だけ、福祉だけのバラバラな対応では限界があります。海外文献でもこの領域は「Do not go it alone.」（1人でその道を進むな）と言われ、チームを編成しての関与が必要とされています。異業種間のチーム連携を円滑に進めるには、まず膨大な情報をわかりやすく整理することが必要です。

ここでは、本人と家族・介護者から集めた情報を、①生活情報、②疾患情報・薬物情報、③家族介護能力の3つに分けて整理します（表7）。いずれ劣らず重要ですが、BPSDが問題になるような人では、まず生活情報を把握することが大切です。

表7　情報の整理

1 生活情報
・病気以前の問題や「プラス面」の情報なども必要

2 疾患情報・薬物情報
・合併症、医原性、身体をみる

3 家族介護能力
・入院入所の必要性は、家族状況に依存する

① 生活情報

生活情報の中でも、特に生育・生活歴は、本人の長年の行動パターンを反映しているので、（認知症発症後といえども）今後の行動を予測し、対応を考える上で重要です。また、困難事例においては、複雑な家族背景を有し、認知症になる前から親子兄弟の不仲がある場合が目立ちます（**症例Ⅳ参照**）。生活情報の具体例を**表8**に示します。

記憶障害は一般に最近の記憶から侵され、昔のことはよく覚えていることが多いので、幼少期のことなどは認知症の方自身に直接伺い、後で家族に確認します。既往歴においては、その病気と現在の状況との関連の有無が重要です。兄弟子孫と疎遠になっている事例も多いのですが、そうなった理由も含めて、所在を確認する必要があります。飲酒の有無・程度は、ことに睡眠障害のある

表8　生活情報の具体例

・出身地、家族構成、出生時の親の職業
・生育・生活歴、教育歴、職歴、既往歴
・家族歴、兄弟子孫の所在、結婚歴
・酒・たばこ、病前性格、趣味・特技
・現在の住居、同居人、要介護度
・介護者の健康状態、本人との関係
・年金の月額、預貯金・資産状況　　　　　　　　　など

時に大切です（交叉耐性を形成するので、大酒家は睡眠導入薬が効きにくくなりやすい）。

　元々の性格と、その変遷（ことに認知症発症後）、本人の好きなこと、得意なことは、「その人らしさ」を理解する上で非常に重要で、ケアにつながる情報です。

　介護者の健康状態は本人の介護を維持する上で決定的な要因です（**症例Ⅲ**参照）。預貯金・住居を含む資産状況は、入院・入所に際し極めて重要な情報ですが、十分な資産を有するにもかかわらず、それが本人のために活用されない事例もみられます。

症例Ⅴ：介護殺人を抑止し得た例

― **Profile** ―　70代後半の夫婦。資産家であった。総合病院精神科で、先に妻がアルツハイマー病と診断された。その後、乳癌が発見され、同院外科で手術を受けたが、やむを得ない事情で身体拘束を行った。これが本人には不満で、以後受診を一貫して拒否した。当時既に言語疎通不能であった。引き続き夫もアルツハイマー病と診断。自らも記憶障害を抱えつつ、高度認知症の妻の介護に疲れた夫は、徐々に酒量が増え、遂には妻に暴力を振るう（首を絞める）ようになった。その状況を目撃したヘルパーからの通報で、私が訪問相談の依頼を受けた。

― **経　過** ―　夫は「2人はこれまで本当に仲良く暮らしてきた」「妻と離れるならば、妻を殺して私も死ぬ」と主張し、そのため家族も介入に拒否的・消極的だった。主治医、ケアマネ、担当ヘルパーと連絡を取り、事故防止の策を協議した。かなりの曲折を経たものの、何とか事故に至る前に、夫婦揃って有料老人ホームに入所することができた。家族は腰が重かったが、夫の再三の危険行為に対して、介護事業者が「最終的に手を引く」ことになり、それでようやく入所を決断した。

症例を診る視点
①**介護殺人の典型を知りましょう。**
②**仲の良い老夫婦が危険です。**
③**高度認知症の妻と、真面目な夫の組合せ。**

Point 👉

悲惨な介護殺人が後を絶たず、老々介護の現状が広く懸念されています。そうした報道をご覧になっていれば、介護殺人には典型的パターンが存在することに、既にお気付きの方も多いと思います。

英国の法医学者Knightは、高齢者による殺人の事例を調査し、その特徴を要約して、「仲の良い老夫婦症候群」と命名しています（表9）。

別の文献でも、本事例のように、高度認知症の妻を介護する真面目な夫の組み合わせが、「頻度は高くないが、事故が起きる時はワンパターン」と指摘されています。

こうした「特定の危険なパターン」を医療・介護・福祉関係者に周知することによって、本事例のように、介護殺人を未然に防ぐことが不可能ではないと考えます。

表9　仲のよい老夫婦症候群

- 英国の法医学者Knightが1983年に報告
  - The Darby and Joan syndrome
- 高齢者による殺人の事例を調査
  - ほとんどが配偶者を殺害
  - 犯罪の前兆なし
  - 残忍性の強い殺害方法
  - 犯行後の慈愛的態度
- 現代の日本では「介護殺人」に類例が多い

② 疾患情報・薬物情報

疾患情報・薬物情報に移ります。BPSDに関与する身体疾患を表10に示します。

薬物情報を集めなければならない大きな理由の1つに、せん妄があります。せん妄は①幻覚、②意識障害、③運動不穏を三徴とし、しばしば認知症と並存してBPSDを悪化させます。このせん妄の発現要因として、薬物が重要です（次頁表11）。

表10　BPSDに関与する身体疾患

1 本人が言葉に出して訴えられない病態
2 抑うつ・不安・幻覚・妄想などを起こす病態
3 関節炎や虫歯などの痛み
4 高齢者が病気になると特徴的な症状の出ないことがある

表11 せん妄の発現要因

・薬物
　－抗不安薬、抗コリン薬、抗うつ薬など
　－薬剤情報の把握が極めて重要
　－治療の基本は処方の整理
・感染症（肺炎、尿路感染症）
・脱水や代謝障害（肝障害、腎障害など）
・脳血流低下、環境変化、心理的不安など

　せん妄の診断は、前述の三徴が急激に出現し、症状が非常に変動しやすいことを目安とし、疑ったら一般的な身体検索に加えて脳波を測定するのが有用です。せん妄治療の基本は処方整理と全身状態の管理です。

③ 家族介護能力

　次いで、家族介護能力（**表12**）を評価します。まず、家族（介護者）が、本人や認知症を、どこまで受け入れることができているか見極めることが必要です。

　混乱している時や、拒否的な状況の下では、こちらの提供した情報が正しく理解されないことがあります。支援する側としては、相手の様子をよく見て、理解可能な言葉を選んで話すことが大切です。

　家族も人の子であり、認知症の人を受容しようと思っても、それが難しい場合が多々あります。家族の受容を左右する因子を**表13**に列挙します。

　この中のどれに介入可能か考えた上で、家族に対応することが重要です（**症例Ⅲ参照**）。

表12 家族介護能力

・家族（介護者）が、本人および認知症をどこまで受け入れることができているのか見極める
・支援する側としては、相手の様子をよく見て対応することが大切である
・家族が受容できる状況か否か

表13 家族の受容を左右する因子

・家族の健康
・ＢＰＳＤの頻度・病態悪化
・終日介護を主担する人の有無
・家族の介護に対する熱意
・主導権をとれるキーパーソンの有無
・介護主担者を代替できる家族の有無
・主治医の相談ならびに訪問看護の有無
・デイケア、ショートステイの円滑な利用

薬の使い方

前書きで述べた通り、BPSDに対して公的に認可された薬は存在しません。しかし、BPSDを有する認知症の人、ならびにその家族・介護者が置かれた状況は非常に厳しいものがあり、彼らに差し迫った負担を軽減・緩和する目的で、やむを得ず最小限の投薬を行います。その際の原則を**表14**、実際に使う薬の分類を**表15**に示します。

表14 BPSD治療の原則

対象：本人と介護者に何らかの危険が及ぶと考えられる症状・行動
導入：向精神薬の初回投与は1週間分以内で、可能ならば3日後に再診
調整：少量から開始し、ゆっくりと増減
期間：少なくとも3カ月ごとに見直し、診察の度に**表4**「客観的情報」を確認

表15 BPSDに使う薬の分類

1 コリンエステラーゼ阻害薬
2 抗精神病薬
3 睡眠導入薬、抗不安薬
4 抗うつ薬
5 抗てんかん薬、気分安定薬
6 抗パーキンソン病薬
7 漢方薬、その他の薬剤

① コリンエステラーゼ阻害薬

わが国ではドネペジルのみが認可されています。本来の適応である、アルツハイマー型認知症における認知症症状の進行抑制に加えて、レビー小体型認知症の精神症状緩和に有効であることが知られています。後者は現在治験中ですが、その疾病特性として薬剤に対する脆弱性があることを念頭に置く必要があります。具体的には、通常の初期用量の半分程度から開始し、必要に応じて漸増しますが、症例による差が大きく、中には現在の最大用量の1.5倍を要する場合もあるようです。

② 抗精神病薬

抗精神病薬については、認知症の人に投与する場合に生命予後を悪化させる

薬である旨のFDA（アメリカ食品医薬品局）勧告を踏まえた告知を行う必要があります。また、すべてのBPSDに抗精神病薬が効く訳ではありません。感覚的な表現ですが、私自身は、「興奮を薬で鎮める」というよりも、「薬が効いて、睡眠や食事が安定した結果、興奮がおさまる」のだと思っています。

私見を続けますが、大抵の精神症状に対して、睡眠と食事（分量とリズム）の確保を試みる価値があります。

「変なことを口走って、夜眠らず、ご飯も食べない」人がいて、ある人には抗精神病薬が効き、別の人には抗うつ薬が効き、また気分安定薬の効く場合もあります。それらを見分けるには、目の前の人の心の中で、一体何が起きているのか（気分の障害なのか、異常体験や思考の障害なのか、睡眠はどのように障害されているのか等々）を理解する必要があります。そのための学問が精神科診断学であり、その中核はドイツ精神病理学の古典に依拠しています。わが国の精神医学の先人たちは、その理解に多大な労苦を払ってきました。その習得をすべての医師やケアスタッフに求めることはできませんが、興味を持たれた方には、例えば、西丸四方、諏訪望、大熊輝雄といった大家がライフワークとして改訂を重ねた、古典的精神医学書を紐解くことをお勧めします。

かつて、わが国でも抗精神病薬の認知症に対する治験が行われたことがあり、その時の経験を踏まえると、初期投与量は、現在市販されている最小単位の錠剤の半分程度が妥当と思われます。認知症の人に対する（非専門医レベルでの）投与量上限は、初期投与量の6倍前後、通常成人における上限の2分の1〜3分の1程度と推定され、これを超える投与量が必要な場合は、何らかの形でセカンドオピニオンを確保したほうがよいのではないかと考えます。

個々の薬剤の選択については、適応外投与でもあり、この症状にこの薬が効くといった積極的選択は難しい状況です。このため、本人の精神・身体症状を列挙した上で、個々の薬剤の禁忌・慎重投与指示を参照し、消去法で選択するのが実際的です。向精神薬の添付文書は頻繁に改訂されています。投与する機会の少ない先生の元には、MRからの情報提供も少ないと思いますので、前述したインターネットによる添付文書情報の確認をお勧めします。

③ 睡眠導入薬、抗不安薬

睡眠の確保は非常に重要な課題ですが、ベンゾジアゼピン系薬剤投与はせん妄の誘因でもあります。節度ある使用が大切であり、多剤併用は極力避けるべきです。抗不安薬は基本的には定時処方とせず、よく効くことが既にわかっている人に対してのみ、少量を頓服で使用しますが、睡眠導入剤の代用として使

う場合もあります。

④ 抗うつ薬

悲哀感、思考抑制、気分の日内変動などを伴った、明らかな抑うつ症状を呈している場合に適応があります。認知症とうつ状態はしばしば併存しますが、そうした場合の治療は必ずしも容易ではありません。本人がうつ症状で苦しむ時間帯に合わせて、ごく少量（最小剤型の半分程度）のSSRIないし抗不安薬を試してみますが、むしろドネペジルの方が有効な場合もあります。

また、不眠、ことに慢性的中途覚醒に対して、睡眠補助目的で、一部の第2世代抗うつ薬（トラゾドン、ミアンセリン、セチプチリンなど）をできるだけごく少量から投与し、必要に応じて調整するとよい場合があります。

⑤ 抗てんかん薬、気分安定薬

パーキンソン病のREM睡眠行動障害（大声の寝言、睡眠中の体動、リアルな悪夢など）に対して、クロナゼパムの少量投与が奏効する場合があり（『今日の治療薬2009』［南江堂］に適応外投与としての記載があります）、パーキンソン病の類縁疾患であるレビー小体型認知症（DLB）のそれに対しても、応用が可能と思われます。

また、BPSDの背景に気分変調（躁状態）が見られる場合に、気分安定薬が奏効する場合があります。認知症の人を躁状態と判定することは難しいのですが、睡眠欲求の減少（不眠を苦とせず、寝なくても平気）、疲れを知らぬがごとき多動、大声、自尊心の肥大などが目安になります。

気分安定薬は双極性障害（躁うつ病）の治療薬であり、抗躁効果およびうつ病相の予防効果を有します。現在わが国で使用可能な気分安定薬は炭酸リチウム、バルプロ酸、カルバマゼピンの3つです。バルプロ酸とカルバマゼピンは元々抗てんかん薬として開発され、後に気分安定薬として適応拡大されました。また、抗てんかん薬のクロナゼパムも気分安定薬としての作用を持つことが知られていますが、この目的に対しては未だ厚生労働省の認可を受けておらず、現時点では適応外投与扱いとなります。

⑥ 抗パーキンソン病薬

抗パーキンソン病薬の投与は、特にDLBにおいて非常に重要ですが、神経内科の訓練を受けた医師以外には調整が難しい面があります。DLBに対する抗パーキンソン病薬で幻視が強くなることがあり、その一方でDLBの幻視や

妄想に抗精神病薬を投与するとADLが低下しやすく、用量の調整には試行錯誤が必要となるからです。

　非専門医レベルでは、運動障害がパーキンソン症状に由来すると確信した場合に、L-dopa製剤の最小剤型を半錠/1×朝食後から投与し、1カ月ごとに様子を観察し、加減するといった慎重な投薬方針が望ましいと考えます。

⑦ 漢方薬、その他の薬剤

　抑肝散は、元来は小児の多怒、不眠、性急などの薬で、江戸時代の日本で半身不随成人の精神症状に応用されました。抗精神病薬などで副作用が出やすい症例に、現代もなお利用価値があります。

　一般身体管理の巧拙が、結局は認知症の進行に影響を及ぼすので、血圧、血糖、脂質などの管理は当然重要です。適切な管理で、特に脳血管性認知症では病状の進行が止まることさえあります。身体症状のBPSDに対する影響については、特に便秘と尿閉に注意する必要があります。

情報提供

　多岐にわたる膨大な情報を集め、整理した時点で、採るべき方策は自ずと定まって来る場合が多いです。共有すべき情報を以下の3点（**表16**）に要約した上で、本人、家族ならびに医療・介護・福祉・行政などの関係者に、それぞれ必要な事項の情報を提供します。

　相手は生きた人間であり、ことに認知症の人の先行きを予測するのは非常に難しいので、本人および周囲の人からの情報を常時収集し、必要な軌道修正を行います。

表16　共有すべき情報

- 薬剤の効果や副作用の観察ポイント
    - この薬では、こういう点を確保したい
    - この薬でこういう副作用が出たら、ただちに連絡を
- 本人に働きかけるポイント
    - この点が確保できている間は、在宅で頑張ろう
- ケアを継続する上での留意点
    - この点が確保できなくなったら、入院・入所を検討

あとがき

　私のBPSD診療は、決して一人でできるようになったのではなく、本書にも寄稿されている恩師・朝田 隆先生をはじめとする幾多の先生方のご指導と、医療・福祉・介護など幅広い関係者の方々の支え、そして、認知症の方ご本人とご家族の協力があって、初めて成り立っていることを申し添えます。

　付録として、関連する知識の一覧を次頁**表17**にまとめましたので、ご活用ください。

表17

	頻度	症状	病態	治療	地域連携の要点	今後の課題
アルツハイマー型認知症	認知症の約6割を占める。65歳以降、5歳刻みで倍増し、85歳以上の高齢者の約半数が罹患している。	典型例では①記憶（特に遅延再生）の障害→②日時の失見当→③場所の失見当の順に、ゆっくりと進行する。	病変の主体は脳萎縮で、いわゆる「全般認知症」の病像を呈する。身体症状は寝たきり期に近づくまで少ない場合が多い。	記憶障害に対してドネペジル投与→効いているうちに社会資源導入。精神症状に対して少量の抗精神病薬も。	早期発見により、本人の意思を確認・尊重した上で介護方針を策定することが、各種のトラブルを軽減し得る。	薬だけでなく、生活指導のできる医師の養成。介護に非協力的な家族が相続では熱心で、現場担当者の意欲を削いでいる。
レビー小体型認知症	認知症の約2割。近年ではアルツハイマー型に次いで数が多いとされる。日本の精神科医が発見した病気である。	パーキンソン症状を伴う認知症で、症状の動揺性（良い時と悪い時の差）が大きく、ありありとした幻視を訴えることが多い。	認知機能の低下および変動。幻視。手の震え、小刻み歩行、突進歩行。抑うつ、不安、心気症状。REM睡眠行動異常。	抗精神病薬で副作用が出やすい。ドネペジルを少量から投与。その他、抑肝散、L-dopa製剤などを必要に応じ最小限用いる。	症状の出る時と出ない時があり、他人の前では緊張して大人しいため、周囲に病状を理解されにくい。	地域医療機関での発見率向上。高齢者に慣れていない精神科医には診断が難しい（日本に限らず世界的に）。
脳血管性認知症	認知症の約2割。脳血管障害発症から3カ月以内に認知障害を呈した例が主に該当する。障害部位により症状が異なる。	進行はしばしば急激で、多くは脳梗塞発作のたびに「階段状」に病状悪化。健常部位の脳機能は保たれる（まだら認知症）。	脳血管障害に付随して認知症が進行する。高血圧や糖尿病などの基礎疾患が多く、肺炎・寝たきり・床ずれなどが出やすい。	血圧・血糖・脂質などの管理が重要。必要に応じてアセチルサリチル酸なども。基礎疾患の治療が、認知症の予後に直結する。	社会的に孤立した事例では、生活習慣の改善が難しく（特に飲酒）、治療が進みにくい。	認知症や精神症状を有する患者での、血圧・血糖・脂質の管理技術を集積する必要がある。
前頭側頭型認知症	数は少ないが、若年性認知症の原因疾患として重要である。病変に侵された部位により症状が異なる。	脳の前方の限局性萎縮。前頭側頭型認知症（前頭葉優位）と意味性認知症（側頭葉優位）に大別され、後者は失語で初発。	家族や周囲の出来事を意に介さない。周囲の人に気を遣わない。仕事をしなくなり、自身の変化や障害に対する病識は失われる。	公認された治療はないが、精神症状に対して抗精神病薬、抗うつ薬などが経験的に応用される。	病初期では就労支援、中期以降は経済問題（特に子どもの教育費）。介護者の負担軽減も重要。	家族、特に子どもに対する遺伝相談が、非常に切実な問題である（しばしば結婚に支障）。

	頻度	症状	病態	治療	地域連携の要点	今後の課題
うつ病	高齢者の2～3%にみられ、回復後も1年以内に3割が再発する。心理検査で記憶・見当識に明らかな障害なし。	抑うつ気分、興味・喜びの喪失、易疲労性、睡眠障害、食欲減退、無能力感・罪責感などを認め、しばしば朝に悪化（日内変動）。	脳血管性認知症、アルツハイマー型認知症の初期で抑うつ症状が好発。一方で老年期うつ病患者にて認知症と紛らわしい症状を呈する場合もある。	抗うつ薬、抗不安薬が中心。双極性障害の疑われる場合は気分安定薬や抗精神病薬の併用も。	高齢初発のうつ病では、認知症の合併ないし移行が、特に老々介護の事例で深刻な問題となる。	自殺の予防（介護殺人：高度認知症の妻と初期うつ病の夫の組合せ）。難治例に対する修正型通電療法。

第4章

身体疾患とBPSD

医療法人社団つくし会新田クリニック

新田　國夫

第4章　身体疾患とBPSD

医療法人社団つくし会新田クリニック　新田 國夫

はじめに

　認知症のBPSDは、環境が大きな原因になっています。家族関係や周囲の認知症に対する無理解が、もの盗られ妄想や嫉妬妄想などの出現につながります。加えて、水分電解質異常や便秘、発熱、薬の副作用などの身体症状がBPSDをもたらすようになることを考えなければなりません。レビー小体型認知症では、特に薬の副作用が重要な因子となります。身体疾患に対する不適切な医療が、さらにBPSDを重度化させます。

　身体症状を伴うBPSDは、日常的に起こり得るものと考えていいと思います。よくあるのは抑うつ、妄想、不穏状態ですが、抑うつは何となく元気がないなど日常の変化で診断できるもので、いきなり外来で診断するのは不可能と思われます。家族・介護者が、「いつもと少し違う」と気づくことが決め手になります。高齢に伴う身体機能の低下と生活環境、心理的要因に、身体症状が相互に関係しながらBPSDが起きてくるのです。この場合、明らかな原因の治療が必要になります。また、治療中に幻覚や妄想、不穏、興奮などの強い症状が出現した時は、少量の抗精神病薬を使用します。BPSDは、あくまで2次因子として出現しているので初期治療は効果があり、身体症状が改善すれば投薬中止が可能となります。

　認知症を診ることは総合的な医療を行うことです。高齢者に多い疾患であるため、当然、多様な疾患との合併が起こります。急性期疾患を併発することもあります。便秘や下痢、嘔吐、発熱、腹痛、関節痛、悪心、めまい、頻尿などの症状が出現しても、本人はそれを正確に訴えられない場合があり、それが心理的に作用して相互的にBPSDになるわけです。かかりつけ医が主治医となり、総合的な医療を行う必要があります。もの忘れ外来から始まり、日常の外来、そして在宅医療へと、切れ目のない医療が求められます。

　認知症の軽度〜中等度のBPSDの多くの原因に身体症状があります。以下、実際の症例から考えていきます。

症例から考える

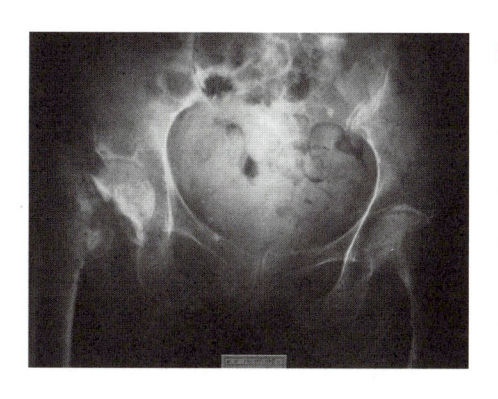

症例1

　大腿骨頚部骨折、それも骨折後時間が経っている写真です。この状態で歩いていました。痛みがあると思われますが、訴えがない。歩行は以前と比べて低下、つかまり立ちになっていました。症状としては、むしろ不穏状態が進んでいましたが、周囲の人も転倒は見ていません。

　よくある話だと思います。痛み軽減のための医療的介入、移動に対する介護者の配慮により、不穏状態は改善していきました。

　認知症の方の大腿骨頚部骨折は重要な課題です。私は医療的介入の基準として、元々車椅子を使っていた方は、数日間座薬などを利用して徹底的に痛みの改善を図るのがよいと考えています。移動によって強い痛みと不穏状態が増すため、移動には最大限の注意を払います。急性期を過ぎてからは、拘縮予防のための訓練が必要となります。それまで自由に動いていた方は、手術後、環境の変化への対応が困難となる場合が多いため、できるだけ早期に退院する方法が必要となります。BPSDを起こさないためには、手術後、寝たきりにさせずに早期退院の環境をいかにつくるかが重要です。入院でBPSDが起こるのは、ある意味で必然であることを理解する必要があります。環境が変わり、自分が何をされているのか理解できない、その不安を正確に訴えることができないのですから。

　退院後の環境づくりには、病院と在宅介護（グループホームを含む）のクリニカルパスが必要です。病院から在宅でのリハビリを含めた的確な処方箋が示され、元の生活環境に復帰することが、BPSDの予防につながります。

　大腿骨頚部骨折だけでなく、認知症の方が手術したら、できるだけ早期退院するために何が必要かが問われます。手術は当然、できる限り元の生活環境に順ずるために行うのですから、手術によってBPSDが併発し、不必要な投薬が行われ、その結果寝たきりになれば、本来の治療効果が発揮できないことになります。その後は行き場所が制限され、不幸な事態に陥るケースが多い。病院、在宅双方で、術前から退院調整を行うことが必要となります。

症例2

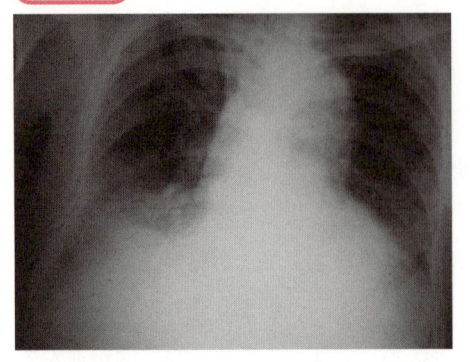

胸部 X-P は右葉下部の肺炎像です。38度の肺炎、右S9、10に coarse crackle（水泡音）が聴こえ、その状態の中で不穏症状になった例です。

症例3

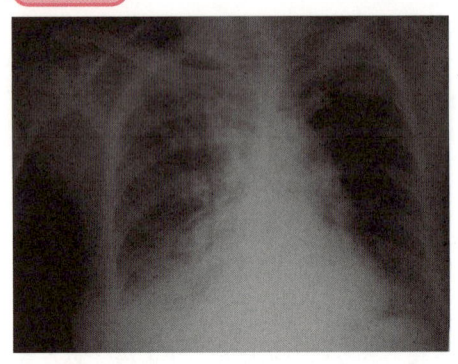

胸部 X-P は肺炎像が明確ではありません。不穏症状が先に出現し、微熱を併発した認知症の方です。尿路感染などの感染症の所見はなく、炎症反応（CRP）12の軽度の肺炎です。胸部聴診では、やはり右 S9、10 に軽い coarse crackle が聴こえました。

症例4

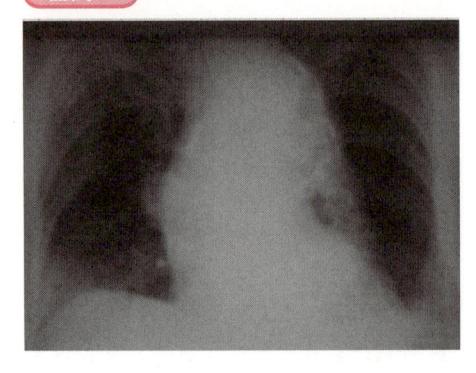

この方は、いつも背中が痛いと言っていましたが、そのうち夜に不穏症状が出現しました。高齢者の場合、背部痛は変形性脊椎症による圧迫骨折である場合もあるため、胸部 X-P、胸椎 X-P を撮りましたが、胸部動脈瘤でした。痛みを取り血圧の調整をしたところ、BPSD も改善しました。

症例5

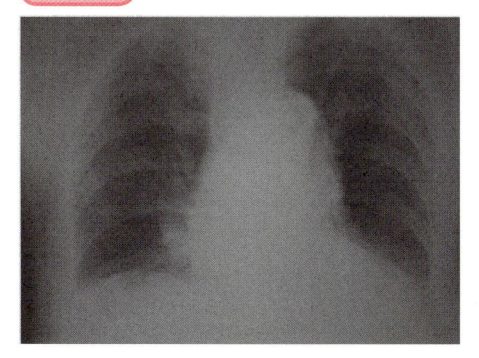

X-Pはあまり問題ありません。何となく食欲がない、水分摂取をしない、元気がない。その後BPSDを発症し、夜間せん妄が出現しました。恐らく軽度の気管支肺炎が原因であったと考えられました。

症例6

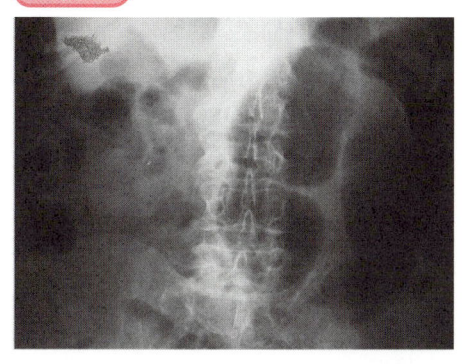

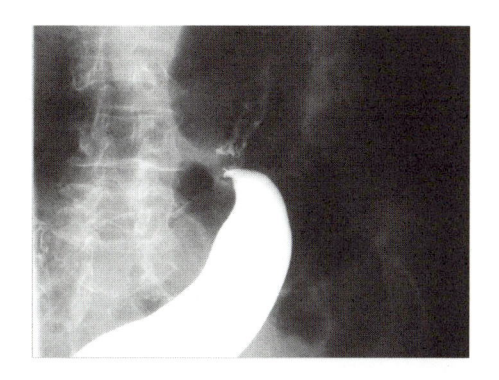

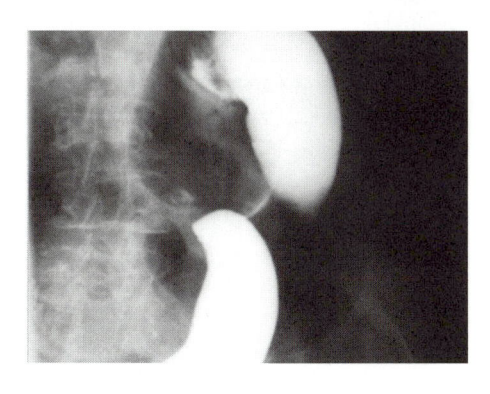

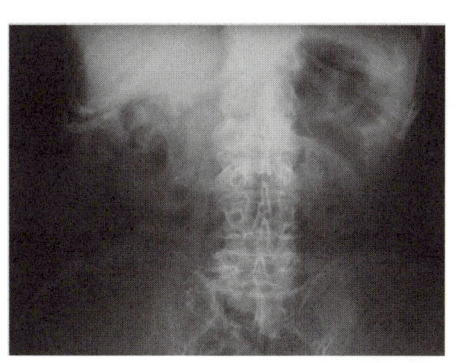

便秘を主症状として来院されました。不穏症状のみで痛みを訴えません。お腹が張っていて、X-PでS状結腸軸捻症であることが診断できました。造影剤で捻転の改善をしたところ、翌日からすべての症状が改善、BPSDの症状も改善しました。

便秘がBPSDの原因になることはよくあります。便秘は何となくお腹に違和感があり不快ですが、その状況がBPSDに結びつくわけです。しかし、便秘の原因がS状結腸軸捻症である場合もあるのです。

症例7

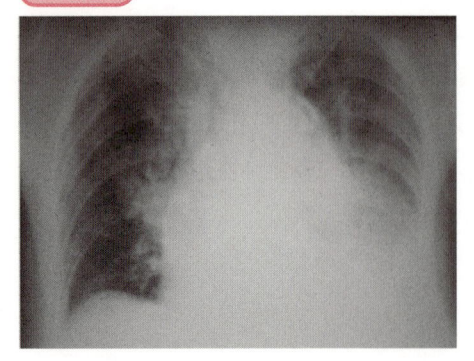

この方は、夜間突然不穏状態になり、暴力的になりました。喘鳴、苦しい、食欲がない、心臓の右側に細かい断続音が聞こえ、X-Pで心不全を確認した例です。

症例8

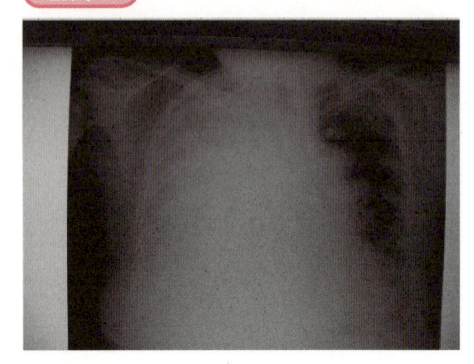

認知症で肝硬変。夜間不穏状態になり暴れ始めました。吸気、呼気とも喘鳴が著明。右の胸水による呼吸不全が原因でした。胸水穿刺、利尿剤などにより症状は改善し落ち着きました。

症例9

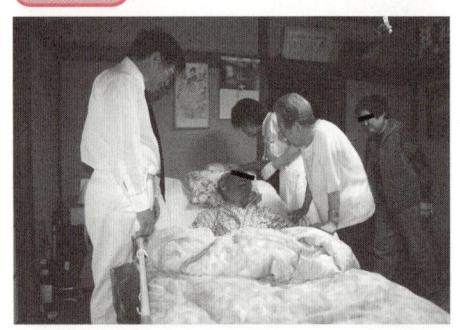

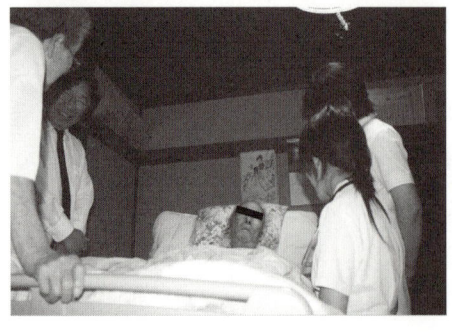

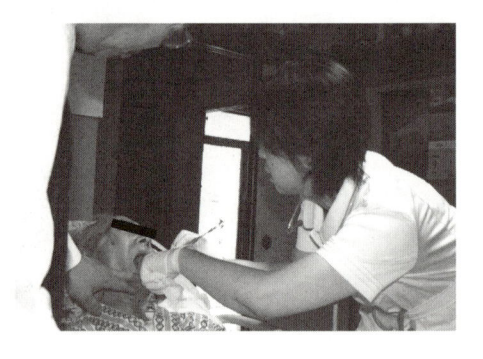

高度のアルツハイマー病（AD）で脳血管障害の方ですが、誤嚥性肺炎、不穏状態を併

発、さらには BPSD が原因で夜間転倒し、大腿骨頚部骨折で寝たきり状態になりました。BPSD の原因は発熱、脱水などで、夜間窓から飛び出したこともありました。その後、不穏状態の BPSD は改善されましたが、認知症が進行し、徐々に終末期になっていきました。不顕性誤嚥を併発したため、家族に口腔ケアを指導しています。撮影の8日後、家族や近所の方に見守られて亡くなりました。

症例10

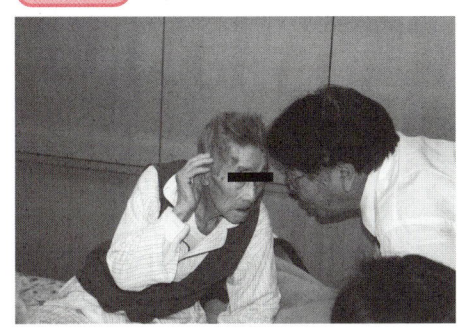

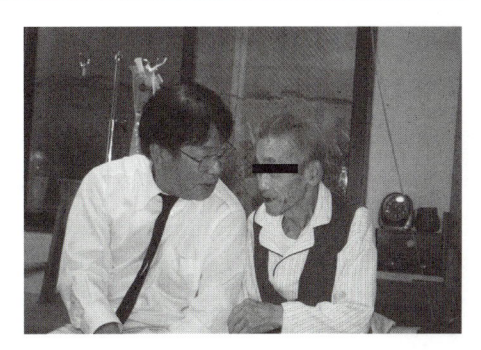

この方は、AD に胃癌を合併されました。お蕎麦とお酒が大好きな方でしたが、胃癌のため口からの摂取が不可能となり、自宅にこもりがちで、時々不穏状態になりました。家族とは、その状態で看取ろうと話していましたが、IVH 挿入で栄養が摂れるに伴い元気が出ました。

IVH をリュックに入れて当院のデイケアに通われ、BPSD は消失、元気になられました。その後、消化管出血から癌の末期となりましたが、苦痛もなく亡くなられました。症例9の方の奥さんです。

症例11

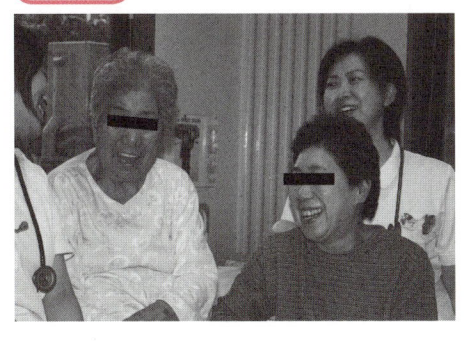

AD に腎不全を併発している方です。腎不全併発は透析治療を伴います。透析をし過ぎると脱水となり、不穏状態になります。認知症でない方の透析と同じように正常値医療をされたのですが、この方の場合、夜間も起きて水分を異常に要求し、当然家族は透析室から水分制限されているため希望を叶えることができず、BPSD の症状が出現しました。

自由に水分を摂らせることが BPSD の解決策だったのです。むしろ軽度心不全に近く、水分が足りているほうが機嫌よく、写真のようにとてもいい表情をされていました。私たちの医療の基本的な認識は、認知症の方には当てはまらないことがしばしばあります。

> **症例12**

　パーキンソン病と誤嚥性肺炎から長期入院され、自宅に帰られた方です。訪問時はベッドに寝たきりでしたが、家族の努力で座位姿勢が可能となり、経口からの食事も何とかできていました。抗パーキンソン薬を入院中から引き続き処方されていました。表情は仮面様、全く言葉を発せず、パーキンソンのヤールの重症度分類の5度でよいと思っていました。

　1年が経過し、幻聴・幻視らしきものが出現したため、一度抗パーキンソン薬をすべて切ってみました。見事に錐体外路症状が出現しましたが、同時に体動、表情が少し出現しました。抗パーキンソン薬を少量、ドネペジルを少量投与すると、言葉が出現し、自ら食事をすることが可能になりました。レビー小体型認知症のパーキンソン症状が抗パーキンソン薬で悪化し、言語、表情、手指、体動を制限していたものと思われます。この例は、私たちの既存の知識、パーキンソンの症状はこのようであるといった固定観念が、状態像をそのまま認めていたことになります。

　脳卒中には抗けいれん薬が多く使用されますが、その結果表情が固定化し、嚥下障害をもたらします。抗けいれん薬をできる限り少量にしてみたところ、言語、表情、嚥下能力が昂進しました。このことも、脳卒中患者は高次機能障害を併発し、表情もこうしたもの、といった固定観念がもたらしたものと感じています。

　さらに、脱水症は高齢者によくみられますが、特に認知症の方は適切な水分摂取ができ

図1　加齢による水分分布の変化

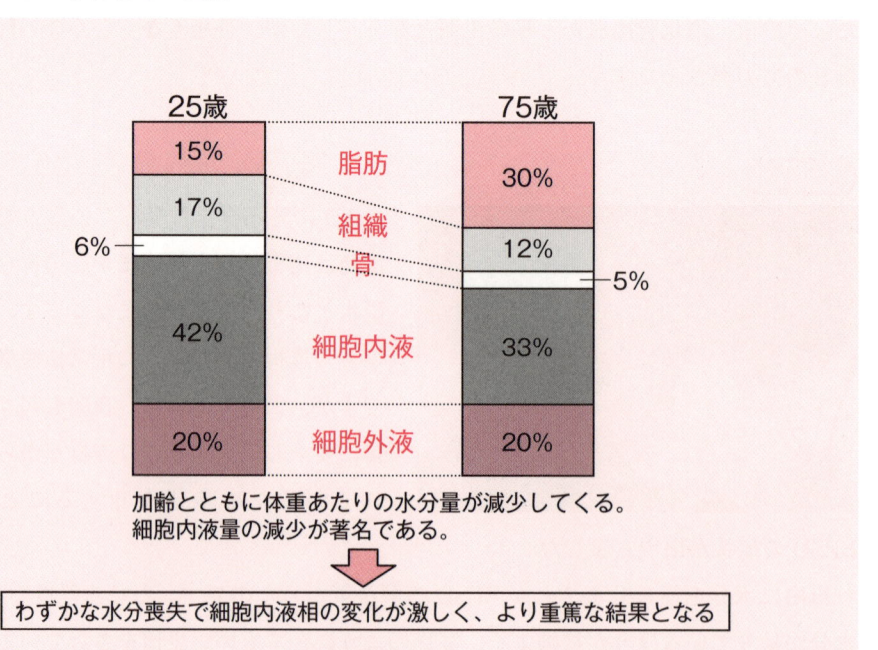

	25歳	75歳
脂肪	15%	30%
組織	17%	12%
骨	6%	5%
細胞内液	42%	33%
細胞外液	20%	20%

加齢とともに体重あたりの水分量が減少してくる。
細胞内液量の減少が著名である。

→ わずかな水分喪失で細胞内液相の変化が激しく、より重篤な結果となる

図2 低栄養に陥る前の脱水に注意！

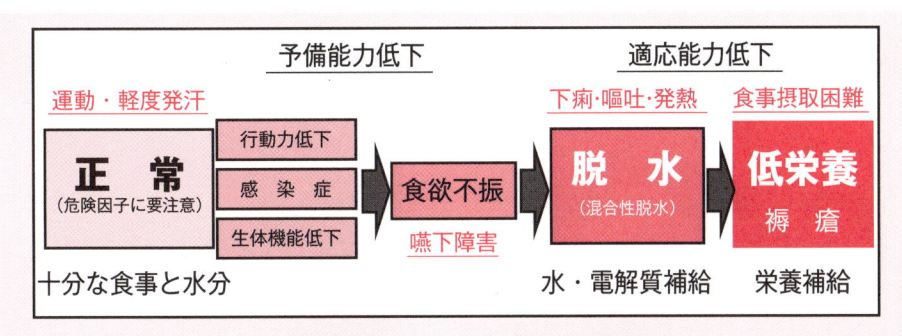

```
         予備能力低下              適応能力低下
運動・軽度発汗                  下痢・嘔吐・発熱   食事摂取困難
         ┌─行動力低下─┐
[正常]    ─感染症─      → 食欲不振 → [脱水]      → [低栄養]
(危険因子に要注意) └─生体機能低下─┘              (混合性脱水)    褥瘡
                              嚥下障害
十分な食事と水分                水・電解質補給    栄養補給
```

加齢に伴う生体機能変化

体内総水分量の減少、視力・聴力障害、口渇中枢感受性低下、咀嚼・嚥下機能低下、腎機能低下、免疫能低下、腸内環境悪化、栄養代謝機能低下

図3 高齢者の状態悪化と疾患の関与

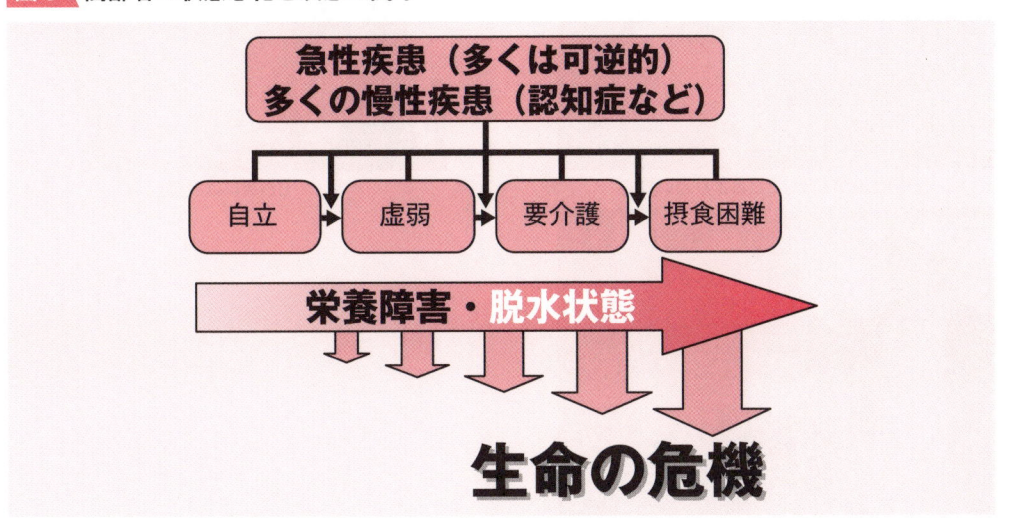

```
    急性疾患（多くは可逆的）
    多くの慢性疾患（認知症など）
        ↓    ↓    ↓    ↓
      [自立][虚弱][要介護][摂食困難]
        栄養障害・脱水状態 →→→
                          生命の危機
```

ないため、BPSDの原因になりやすい。部屋の適切な温度管理も重要です。例えば夏に部屋を閉め切り、着衣を重ね、大量に発汗しているにもかかわらず放置されているようなことはないか。脱水症は微熱、食欲不振、何となく元気がないことで疑うわけですが、放置すればそれがBPSDの原因となるでしょう。

　高齢者は生理機能、代謝、排泄機能が低下しており、さらに、細胞内液量や総水分量が低下しているため、脱水になりやすい（図1）。感染症から虚弱、要介護状態、摂食困難となり、栄養障害、脱水から生命の危機に直面します（図2、3）。認知症の方の予備能力は低いものがあるのです。

症例13

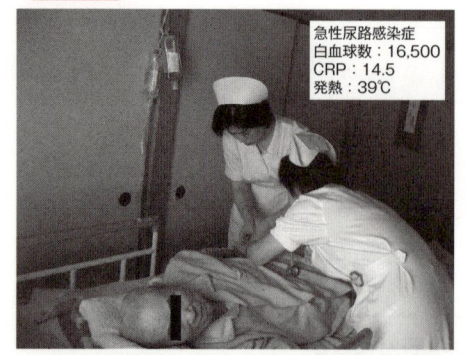

急性尿路感染症
白血球数：16,500
CRP：14.5
発熱：39℃

介護用ベットとエアマットを導入

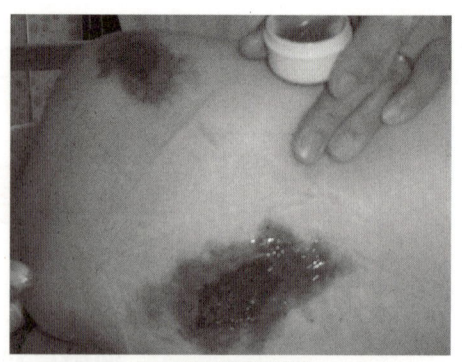

1日目に褥瘡が出現

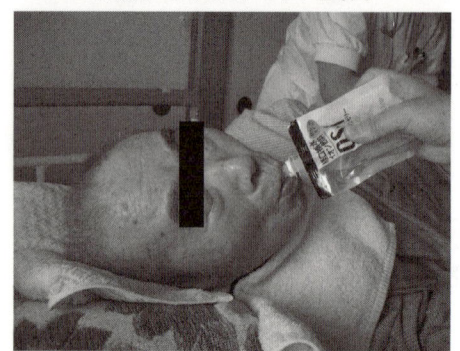

2日間意識障害後、3日目より経口摂取

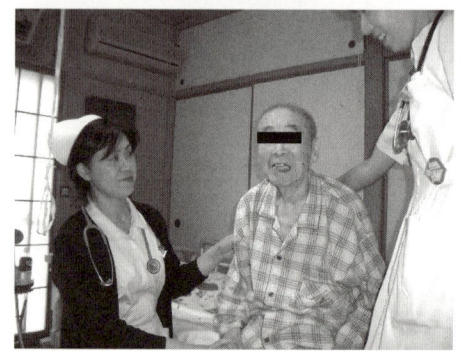

6日目には笑顔

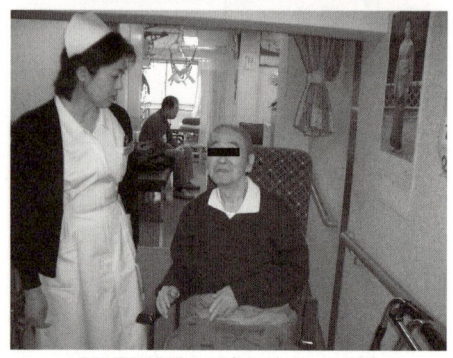

8日目に通所リハビリテーション開始

　AD中等度の方です。不穏状態からADを発見。急性尿路感染症から寝たきり状態になり、わずか1日で褥瘡が出現、経口摂取が不可能になり、2日目には意識障害が出現しました。しかし、その翌日には経口摂取、6日目には症状は消失、笑顔が出ています。8日目には通所リハビリテーション開始と、急性期変化をたどりました。

　写真1～2は宅老所です。15年前に作りました。そこでの経験が認知症の方に対する私の考え方を変えてくれました。当時は措置時代で、サービスがない時代でした。認知症の方を訪問すると、今考えればBPSDの方ばかりでした。薬が主要な解決策と考えられていた時代ですが、この小規模宅老所（定員8名）に通い、普通の生活をしていただき、

写真1

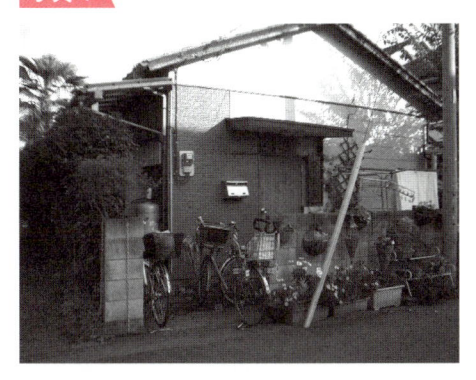

写真2

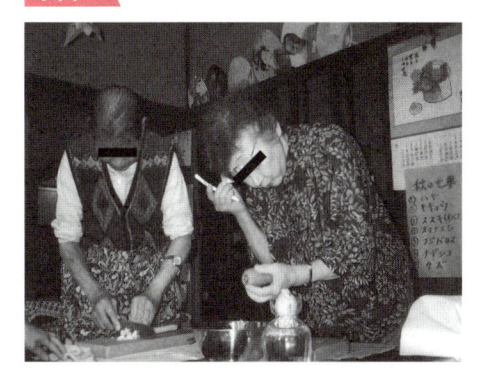

　多くの方が薬から離脱可能となり、BPSDの要因は環境であったこと、人とつながり、その人らしく生活すれば、BPSDは消失していくことを知りました。

　そのことを家族にも理解していただくことが、何より重要でした。BPSDの治療の前に、いかにBPSDを起こさないか考える必要があります。在宅生活でBPSDを起こし、どんな努力をしても何回となくそうした状態に陥る方が、グループホームに入ることでBPSDの再発を防ぐことができた例を多く経験するのは、環境が大きな要因であることを物語っています。家族が努力しても及ばないことが多々あります。前頭側頭型認知症などの認知症とは、的確に鑑別しながら対応することが重要です。

　誤嚥性肺炎の問題もあります。誤嚥性肺炎を起こす度に不機嫌になり、食事を摂らなくなります。ADや脳血管性認知症の方の死因は、軽度も中等度も肺炎という場合が多い。脳血管性認知症の方は嚥下障害を起こしやすく、嚥下障害の原因疾患の56.4%を脳卒中が

図4　嚥下障害の主な原因疾患割合（%）

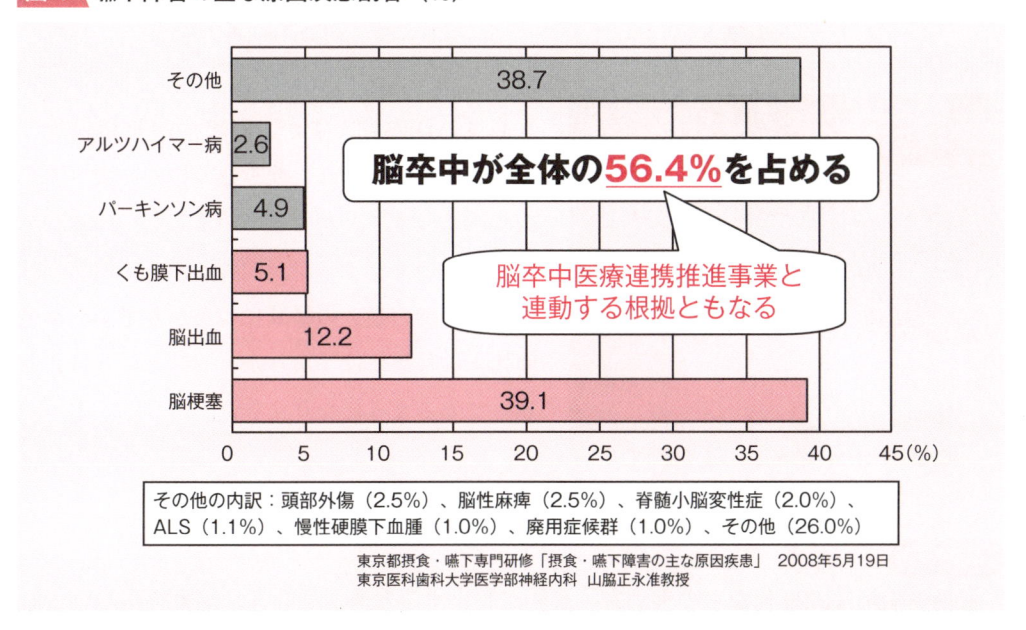

原因疾患	割合(%)
その他	38.7
アルツハイマー病	2.6
パーキンソン病	4.9
くも膜下出血	5.1
脳出血	12.2
脳梗塞	39.1

脳卒中が全体の56.4%を占める

脳卒中医療連携推進事業と連動する根拠ともなる

その他の内訳：頭部外傷（2.5%）、脳性麻痺（2.5%）、脊髄小脳変性症（2.0%）、ALS（1.1%）、慢性硬膜下血腫（1.0%）、廃用症候群（1.0%）、その他（26.0%）

東京都摂食・嚥下専門研修「摂食・嚥下障害の主な原因疾患」　2008年5月19日
東京医科歯科大学医学部神経内科　山脇正永准教授

占めているというデータがあります（前頁**図4**）。逆に、脳血管障害の方の21%は嚥下障害を起こしているというデータもあります。一方、ADは、嚥下障害の原因疾患の2.6%に過ぎません。

症例14

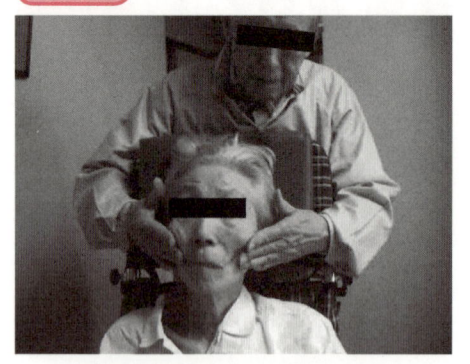

唾液腺マッサージと口腔周囲筋および頸部、肩部の脱感作（緊張をとる）

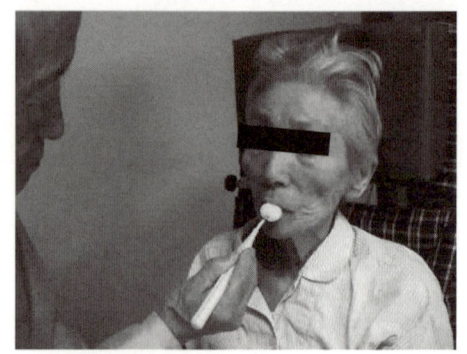

内側から周囲筋、舌のストレッチ、同時に口腔内の清掃・ケア（モアブラシにて）

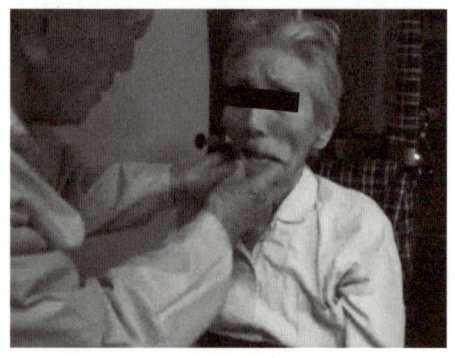

キーパーソンはご主人

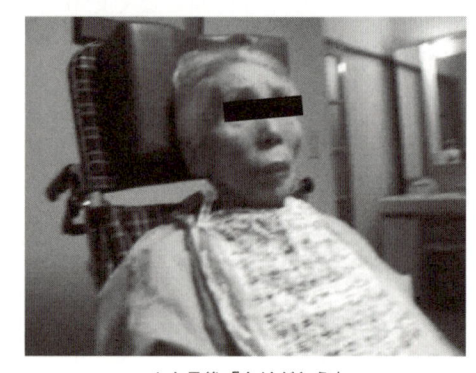

1カ月後「ありがとう」

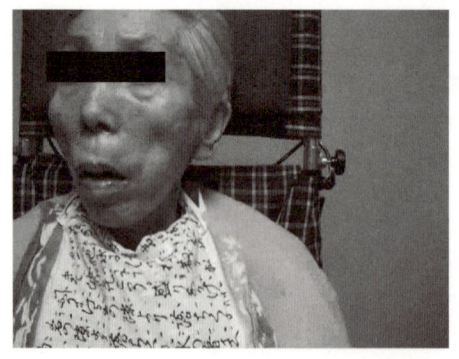

口角に残った食べ物を舌をうまく使って

　高度ADの方ですが、ビデオ内視鏡検査では嚥下能力が保たれ、飲み込みにくい食べ物を口腔内に残すことができていました。口腔ケアや唾液腺のマッサージ、口腔周囲筋、頬筋の脱感作が表情の硬さの軽減につながります。ケア開始1ヵ月後には「ありがとう」という答えも返ってくるようになりました。

症例15

　最後の症例は、20代からの大酒家。家族が制止すると暴言を吐き、暴力を振るいまし

た。暴言・暴力について家族は、性格要因と考えていました。ある時期から易刺激性やだらしなさが目立つようになり、初診の1ヵ月前頃から酒も飲まず食欲も低下、トイレや歩行が困難となり、ベッドで過ごすことが多くなっていました。当院の前に医療機関の受診はありませんでした。

訪問時、質問には答えましたが、診察には非協力、暴言や、手を払う動作もありました。夜間も大声を出し、翌朝は覚えていないと言います。妻は夫の認知症について全く理解しておらず、不安、焦燥、疲労が認められました。

初診の翌日には、経口では水分摂取もできない状況になりました。小さいものを掴んだり、虚空に手を振る動作があり、羽ばたき振戦、興奮、せん妄が認められました。この段階における診断としては、アルコール離脱症候群、肝性脳症が考えられました。

さらにその翌日、吐血の連絡があり、食道静脈瘤の破裂も考慮して救急入院。内視鏡検査で出血性胃潰瘍と診断され、胃潰瘍、脱水の治療が行われましたが、強いせん妄が現れました。ケアマネジャーを含めた退院調整が行われた際、妻は在宅での介護に不安を持ち、施設入所を希望していました。病的状態としては、肝性脳症にADの合併、甲状腺機能低下も見られました。退院後も38度の発熱、尿閉からバルーン管理とさらに状態像に変化を見せました。

急な病状変化に備え、毎日往診と点滴医療（肝不全用アミノ酸製剤注射液、抗生剤点滴、脱水管理）を行い、夜間は少量のクエチアピン投与のみ行ったところ、徐々にせん妄は改善、不穏状態も消失しました。妻も認知症への対応に慣れ、同時に本人に笑顔が見られるようになりました。

この症例では、せん妄の三徴である幻覚、意識障害、運動不穏の症状が現れ、その発現因子としての脱水、代謝障害が同時に存在し、尿路感染症の併発も重なりました。これに対し、認知症のせん妄治療は最小限にし、肝性昏睡の治療を優先しました。

まとめ

以上述べてきたように、身体症状を伴うBPSDは日常的に起こり得るものです。言葉で訴えることが困難な病態、すなわち便秘、感染、痛み、代謝疾患、また、抑うつ、不安、幻覚、妄想を起こす病態の代表である脳血管障害、パーキンソン病、さらに、抗不安薬、抗コリン薬、抗うつ薬などの薬物情報を把握する必要があります。高齢者独特の不明な疼痛、肺炎、尿路感染にも注意を払うことが重要です。

第5章

家族へのアドバイスのコツ

筑波大学臨床医学系精神医学

朝田 隆

第5章　家族へのアドバイスのコツ

筑波大学臨床医学系精神医学　　**朝田 隆**

BPSDは対応の仕方次第と言うけれど

　この章では、認知症のBPSDとその対策について、家族へのアドバイスのコツ、その究極の知恵を紹介しながら述べていきます。

　BPSDについてはずっと以前から、対応の仕方次第、つまりうまく対応すれば収まるし、収まらないとすれば、それは対応が悪いのだという言われ方をしてきました（**表1**）。

　しかし実際には、認知症に見られるBPSDは、原因疾患や重症度、本来の人柄や性別によってさまざまに異なります。女性にしかないBPSD、男性にしかないBPSDがあります。薬が効くもの、効かないものもあります。このように、BPSDにはいろいろな要素があり過ぎて、個別に対応していくには果たしてどうすればいいのか、ということがスタートになります。

表1　BPSDは対応の仕方次第と言うけれど

- 認知症の原因疾患により異なる
- 重症度により異なる
- 本来の人柄・性別により異なる
- 薬が効くもの、効かないものがある

だから個別に対応するしかないが、果してどうすればいいのか

ある種の認知症疾患に特徴的なBPSD

　ある種の認知症疾患には定番のBPSDがあります。例えばピック病など前頭側頭型認知症であればこれ、というものがあるのです。そして、同じ前頭側頭型認知症でも、どこに病変があるかによって、出てくる症状は決まっています（**図1**）。ピック病では眼窩面、目の玉の上のところに病変が比較的典型的にみられますが、こうした場合、ある種の定まった行動異常が出てきます（**図2**）。まず食行動異常。大抵は甘いものが好きになります。また、影響されやすい。目に入ってくるものは何でもかんでも声に出して読まなければ気がすまない。また、お地蔵さんに供えられたお酒を飲んだりするような、反社会的

な、常識に反した行動をする。あるいは机の上を叩き続けるなど、繰り返しの行動が見られるようになってくる。このように、その人の個別性を問わず、病気によって必ずみられる症状があるのです。

　レビー小体型認知症は、アルツハイマー病（AD）と思われるような認知症

図1　前頭側頭型認知症の病変部位と臨床型

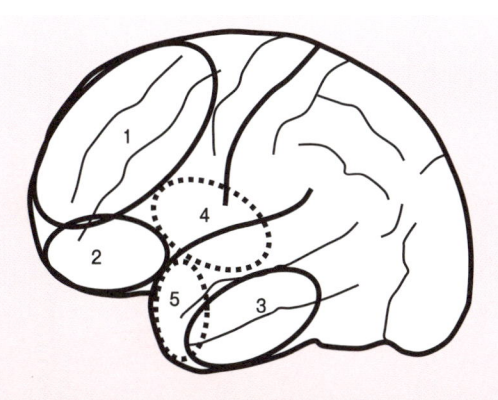

前頭側頭型認知症（1, 2, 3の実線円領域）は性格と行動の変化が中心症状
前頭葉穹隆面（1）の発動性低下
前頭葉底面（2）と側頭葉底面（3）の欲動的脱抑制
弁蓋部・上側頭回（4）のPA（進行性非流暢性失語）
側頭葉前部（5）のSD（意味性認知症）

池田研二先生

図2　前頭側頭型認知症にみられる臨床症状

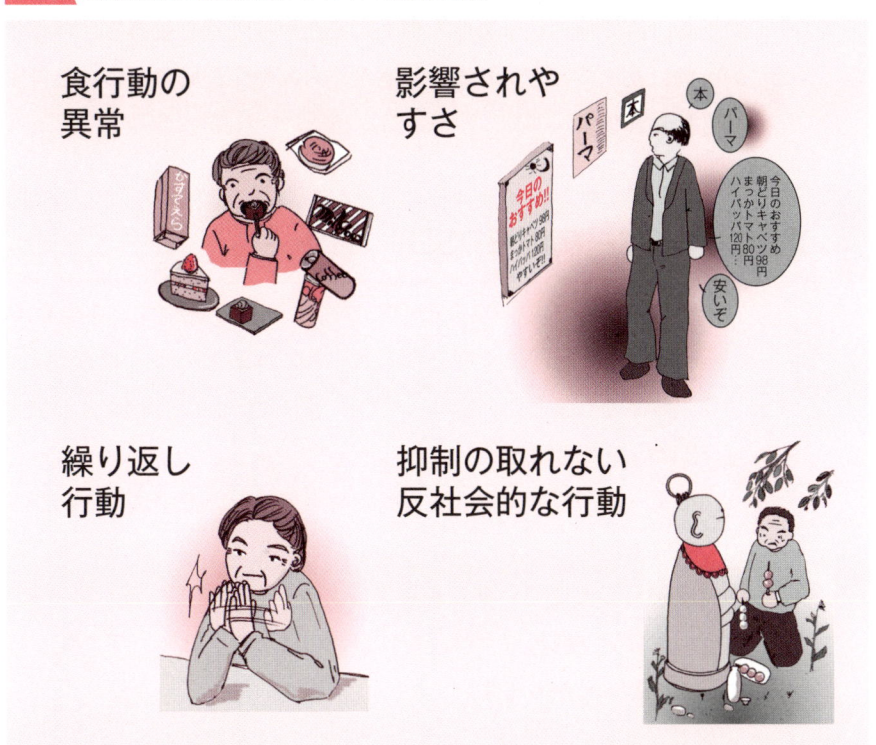

食行動の異常

影響されやすさ

繰り返し行動

抑制の取れない反社会的な行動

図3 レビー小体型認知症にみられる幻視

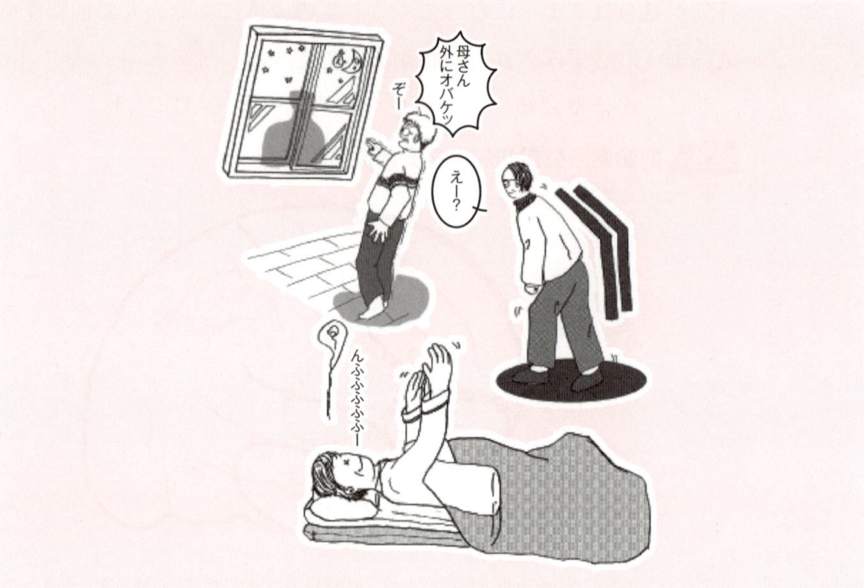

の症状があり、パーキンソン症状もあります。また、特徴的な幻視としてありありとした人間の姿が見える（図3）。さらに症状が変動する。さっきまでとても良かったのに、急に妄動が加わって悪くなってしまう。また、向精神薬に対する過敏性。効かないけれども副作用が出る。あるいは寝ぼけや寝言が活発になる。隣で寝ている奥さんの上にまたがって首を絞めるという非常に恐ろしい行動に及ぶこともあります。立ちくらみや発汗異常といった自律神経系の症状も見られます。

アルツハイマー病のBPSD

　一番問題になるのがADのBPSDです。私はかつて、在宅介護のADの方150〜160名を個別に家庭訪問して、BPSDがどのように変化していくか、5年間追跡調査しました（図4）。CDR（臨床認知症評価法）1は軽度、2は中等度、3は高度の認知症です。

　図のように、軽度の方は観察開始時点では低いですが、これが5年の経過の中で右肩上がりに上がっていくことがわかります。中等度の場合は、観察開始の時点が最も大変で、それから先はダウンヒル（下り坂）コースになります。高度の方は元々低めですが、それがさらにダウンヒル（下り坂）コースになっていくことがわかります。

　さて、冒頭でも触れたように、確かにBPSDは対応の仕方次第、つまり環

図4 重症度ごとにBPSDはどう変化していくか？

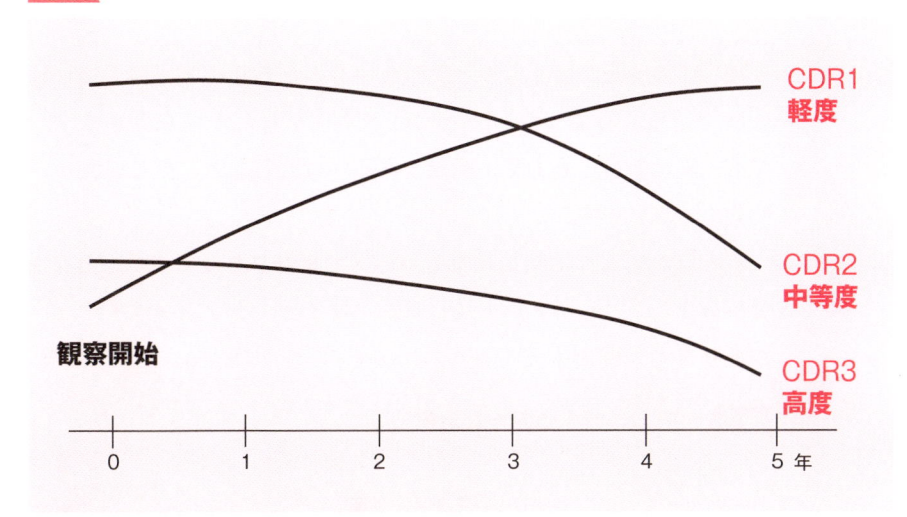

CDR1 軽度
CDR2 中等度
CDR3 高度
観察開始
0　1　2　3　4　5年

図5 器質性BPSDと環境性BPSD

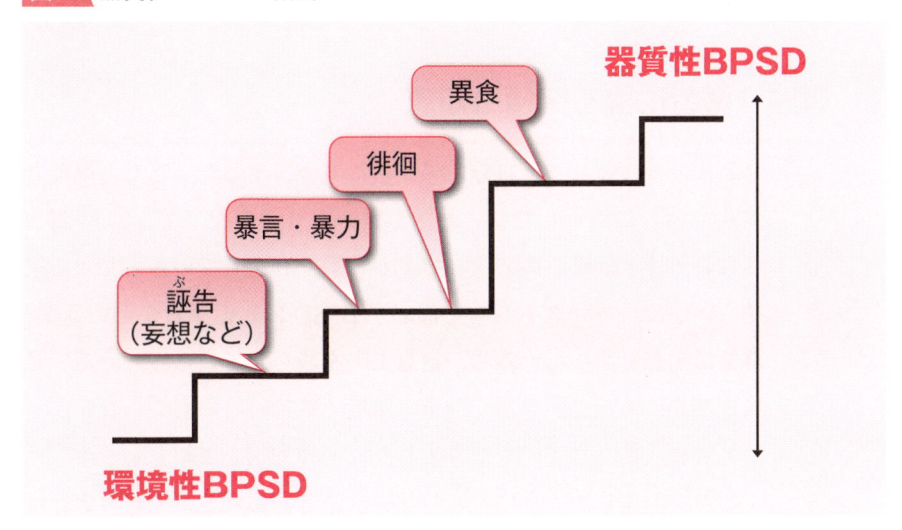

器質性BPSD
異食
徘徊
暴言・暴力
誣告（妄想など）
環境性BPSD

境や介護者とのやりとりの中で生じてくるものもあります。その一方、脳がここまでやられてしまうと、どうにもならないというレベルのものもあります。

　例えば食べられないものを食べてしまう。いい匂いのする消しゴムを、おいしそうだねと言って口に入れてしまう。きれいなビー玉をキャンディだと思って食べてしまう。これらは対応の仕方が悪いわけではなく、食べ物なのか消しゴムなのかわからないほど脳が障害されているということです。

　つまり、BPSDには環境性のBPSDと言ってよいものもあれば、器質性だから仕方ないというものまであります（**図5**）。したがって、その行動がどのようなものか見据えることもせず、やみくもに環境要因を変えたり、対応の仕方を変えても意味がないと思います。

薬が効くもの、効かないもの

　BPSDには薬が効くものと効かないものがあります。例えばレビー小体型認知症で見られるようなBPSDにはドネペジルがかなり効きます。BPSDの中でも、実は暴言・暴力や、焦燥、あるいは妄想など、概して激しいものにはよく効くと思います。

　そのほか、これは私どものグループで報告したのですが、セロトニン1Aの受容体作動薬としてタンドスピロン（マイナートランキライザー）が効くことがあります（表2）。

表2　BPSDに対する新たな治療法

- 抑肝散（TJ-54）
- タンドスピロン：5HT1A受容体作動薬

家族介護者による究極の知恵

　私は最近になって、自分の愚かさに気づきました。私たち医療者はしょせん病院で少しお相手したり、お話を聞いたりするだけで、24時間365日介護しているわけではないのです。ですから、それをしていらっしゃる家族介護者こそ、いかに自分のストレスを溜めずBPSDに対応するかということについて、非常に知恵を持っているし、創意工夫を凝らしていらっしゃる。私は、ご家族に定期的に集っていただく会を1年近く続け、思いもよらないようなたくさんの名案を収集させていただきました。その一端をご紹介します。

　なお、前述したように対応の仕方次第と言われる、その対応とは何かと考えると、「当事者が示す生活行為の障害をどう受け止めているか。そういう粗相があった場合どう応じているか？」ということが、実は大切なようです。

　家族に生活障害があると、介護者は慢性的にストレスフルな状況にあるため、普段からイライラしている。そこに徘徊や行方不明が生じると、キレてしまう。つまり、BPSDが生じたからキレるのではなく、それ以前に慢性的な準備段階、ストレスフルな状況にあったから容易に発火するのです。したがって、その準備段階でストレスを緩和してあげると、どうにかなるのではないでしょうか。

日常生活活動とは

図6は、鳥羽研二先生によるADL（日常生活活動）に関する絵です。基本的ADLとして、よく使われます。これ以外に手段的ADLとも言うべき、電話をかける、買い物に行く、料理をつくる、薬を飲む、洗濯をするといったADL

図6 基本的ADL

移乗
歩行
階段
トイレ動作
到達、動作
入浴
移動
WC
食事
排尿
排便
更衣
整容
セルフケア
杏林大学　鳥羽研二先生

図7 手段的ADL（生活自立）

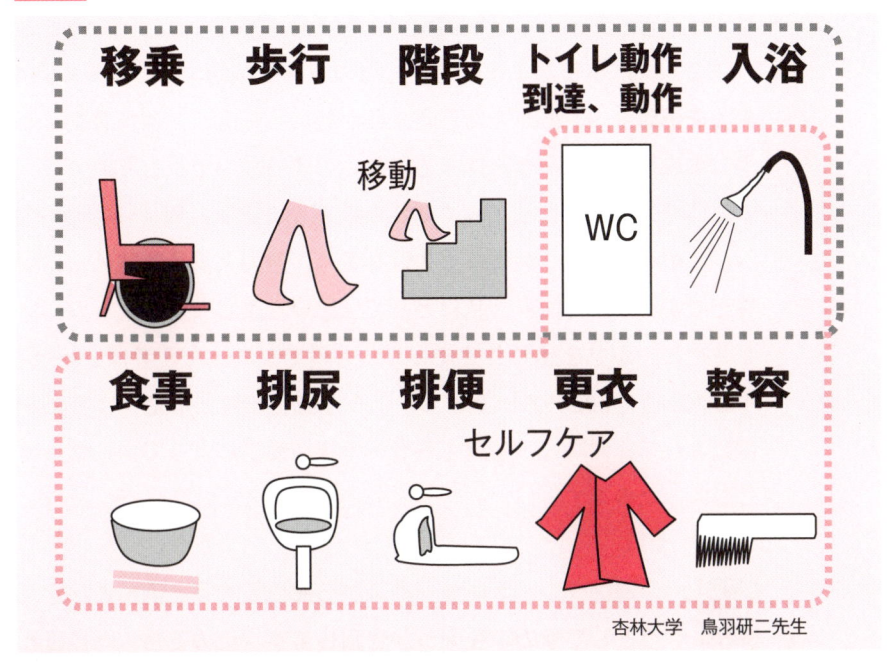

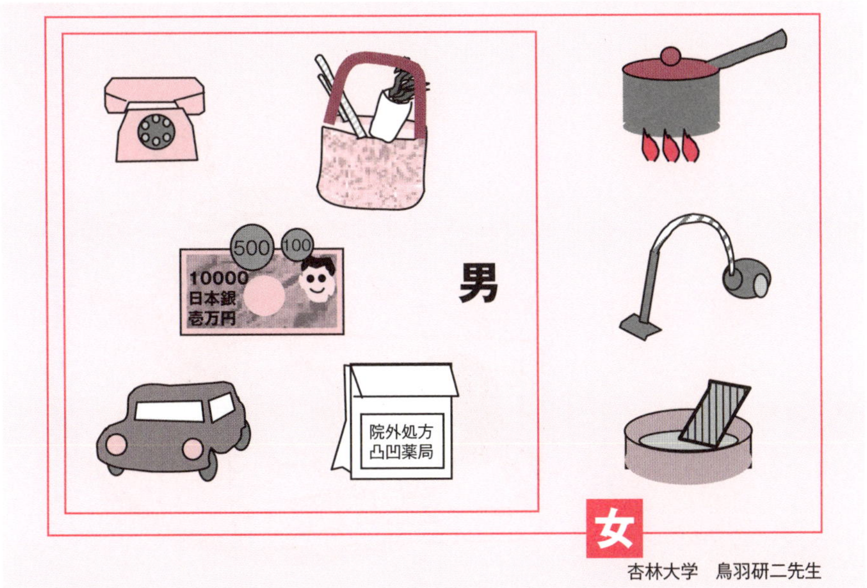

500
100
10000
日本銀
壱万円
男
院外処方
凸凹薬局
女
杏林大学　鳥羽研二先生

もあります（前頁図7）。認知症になると、こうした基本的ADLも、手段的ADLもことごとく下手になって、次から次へ失敗するという状況が起こります。

　従来、BPSDへの対応の仕方は、「怒らない、優しく」といった、いわば精神論で来ました。腹が立っても怒らないでね、優しくしようねというのが基本的なポリシーだったわけです。申し上げたいのは、もちろん、そういうことも重要なのですが、もっと技術論でシンプルにいこうよ、ということです。

　つまり、前述したように生活行為の障害を援助するという観点が必要です。失敗を予防する、そしてたとえ失敗が起こっても、二次災害をもたらさないようにする技術論も、今後は求められるのではないでしょうか。

　ここでは、非常にリアルで切実な問題と、それに対する素晴らしい答えを6つ、ご紹介します。いずれも失敗を重ね、努力と試行錯誤の末に編み出された答えです。どの方法も、私にとっては思いもよらなかったもの、あるいは、楽しさや和やかさを感じさせてくれるものでした。介護者は、「私が苛立たずにすむ方法」「介護が少しでも楽になる方法」を何とか見つけてやろうという意欲によって、同時に、介護する者への深い愛情によって、これらの答えを見出していったのです。

Q1　母は夕方、デイサービスから帰ってくると落ち着かず、何かをしようとして家の中を引っかき回します。止めても、同じことの繰り返しになってしまいます。どうしたらよいでしょうか。

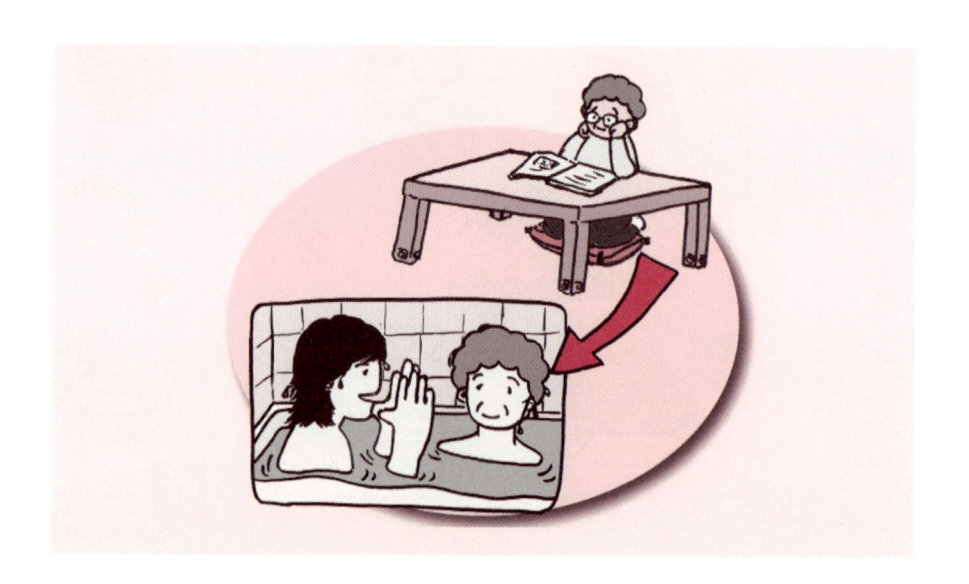

A1 　何か、本人が興味を持って集中できるものを与えて気持ちを落ち着かせます。母の場合は、自分のことを書いた文章、自分史を読ませて時間を稼ぎ、お風呂に誘うと、抵抗なく一緒に入ってくれます。
　お風呂の中では、「近所の人が聞いているから内緒で話そうね」と言って、本当に小さい声で会話をします。不思議なことに、そうすると落ち着いてきて、わがままを言わなくなります。家族も、気持ちの落ち着きを取り戻します。お風呂から出ても小さな声で会話すると、おとなしくベッドに入ってくれます。
　これはいろいろな場面で応用が利くかもしれません。私の小さな声に応じて、母が小さい声で話し始めると、私もいつの間にか本当に落ち着くことができます。小さい声で話すことは、感情の起伏を抑える何らかの要素を持っているのかもしれませんね。

　すばらしさにただ頭が下がる思いです。
　次は、認知症がある程度進むと必発の問題のようです。

Q2 　父の認知症を介護して半年になりますが、時々夜中に、父が排泄物を壁に塗っているのを目撃して気が動転してしまいます。

A2 　①何かするより、何度か深呼吸するのがポイントです。すぐに処理にかかってはいけません。まず落ち着きましょう。②その時、本人をどうさせておくか。手はもちろんのこと、できるだけ体を動かさず

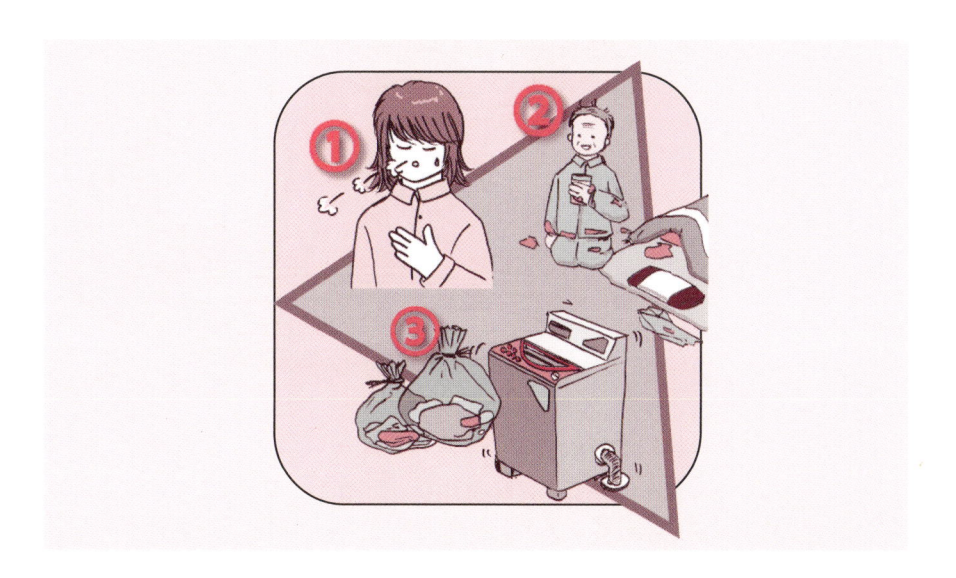

第5章　家族へのアドバイスのコツ

じっとしていてもらいましょう。例えば何か飲ませるなど、本人には処理させないこと。本人に手伝わせると、二次災害が広がります。③私はどうするか。何も考えず速やかに処理にかかります。重要なことは、排泄物で汚れた衣類を洗濯に回すか、捨てるか、自分なりの物差しで瞬時に判断することです。

次も非常に多い、初期からみられる問題です。

Q3 食事の時、出したものを必ず残します。栄養のバランスを考え、いろいろなものを少しずつ出しているのですが、よく見えないのか、どうしても食べてくれません。残さず食べてもらうには、どうしたらよいでしょうか。

A3 一つの丼にご飯とおかずを入れ、混ぜてしまえばよいのです。食べることができれば、大きな器一つでも、複数の小さな器でも同じことです。4つお皿を並べてもわかってもらえないなら、大きな丼1つの方がよい。見た目を綺麗に盛り付けるか、中身を重視し、栄養バランスを考えるかの違いです。どうしても完食させたい場合は、1つの丼に入れて混ぜる方法をお勧めします。

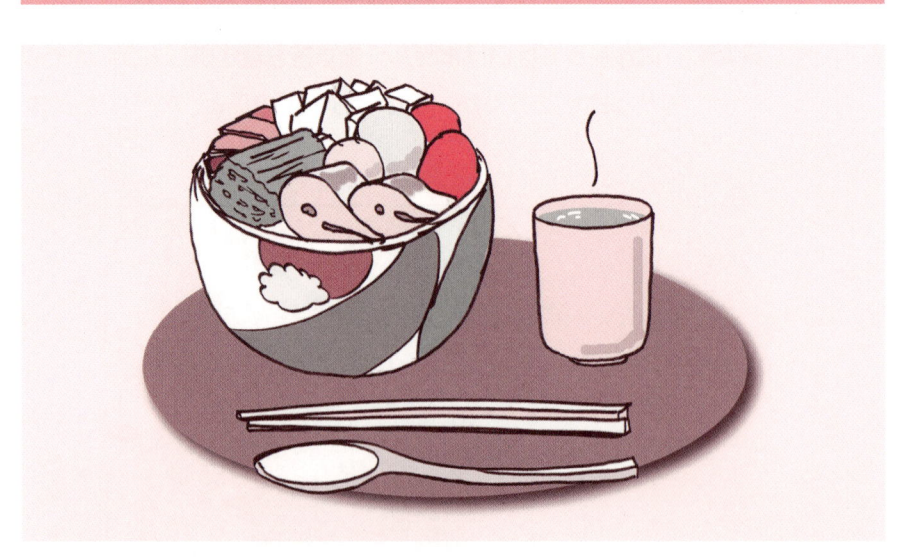

特にADの場合、精神的な視野が非常に狭まってきます。目の前にお皿がたくさん並んでいても、味噌汁なら味噌汁、ご飯ならご飯と、1つに目が行くと、そればかり食べるのが常なのです。ですから、これは非常に現実的な、い

いアイデアだと思います。

次は、冬のかぜ予防。うがいはなかなか難しく、かなり知能が高くないとできないものなのです。

Q4 うがいや歯磨きで口をゆすぐのを嫌がり、1、2回程度しかゆすぎません。もっと丁寧にうがいをさせたいのですが、どうすればいいでしょう。

A4 どこの家の天井にもシミがあると思います。天井を向かせ、家族がシミの数を1つ、2つ…と数えている間、それに合わせて同じ数だけ、うがいをさせます。シミの数に集中して、嫌がらず何回もうがいをするようになります。

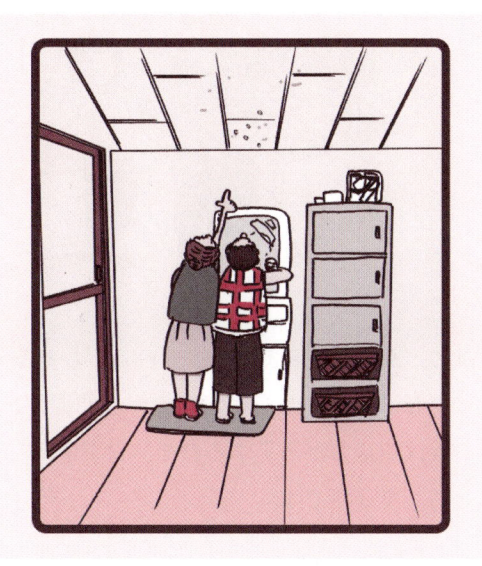

私がかつて認知症専用病棟にいた時は、「仕方ないね。うがいの水もろとも飲んでもいいから、とにかくうがい薬を口の中に入れてしまおうよ」とまで言っていたのですが、すごいアイデアを考えた人がいらっしゃいます。

次は、実は私はこんな問題があることをお話を聞くまで知りませでした。しかし多くの方が「うちもそうなんです」と異口同音におっしゃる問題です。

Q5 買い物に行くと、見たものを何でも籠に入れてしまって困ります。帰宅して買ったものを見せると、「そんなものは欲しくない」と見向きもしません。買い物に連れて行かなければよいのですが、それでは

かわいそうだし、本人の気分転換にもなるので、つい一緒に行ってしまいます。本人の気持ちを尊重し、無駄な買い物をしないようにするにはどうしたらよいでしょうか。

A5 　これは悩むほどの問題ではありません。本人はすぐに忘れてしまうので、籠の中の物を1つずつ、元の場所に返してくればよいのです。籠には1つだけ残しておけば大丈夫です。本人は品物に触った時だけ欲しいのですから。

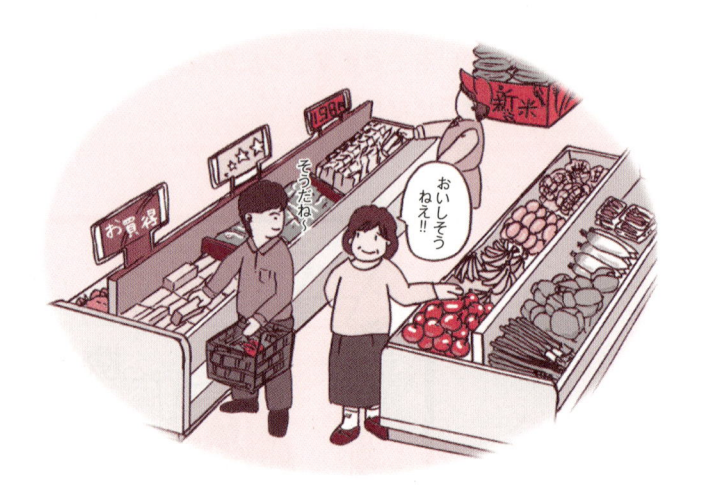

　なるほど、ADをここまで知っていらっしゃるのか、と驚きました。
　最後に、私は恥ずかしながら、こんな問題があることも知りませんでした。認知症の人は注意力が不足するので、食事中、しょっちゅう手を食器に引っかけて倒してしまうのです。

Q6 　食事の時に汁物をよくこぼします。これを防ぐにはどうしたらよいでしょうか。

A6-1 　一般に、右利きの人はご飯を左側、汁物を右側に置きます。ところが、そうすると右手が自由に動くので、右側にあるものを倒しやすい。これを防ぐためには、逆に右利きの人は汁物を左側に、左利きの人は右側に置くとよいのです。普通、汁物は右側、という概念を捨てなければいけません。

なかなか鋭い。ステレオタイプの発想をやめようということです。すると、「いや、うちはもっと進んでいる」とおっしゃった方がいました。

A6-2 私は、左から右側へ、背の高い順に食器を並べています。そうすると右手がいくら動いても食器を倒すことはありません。

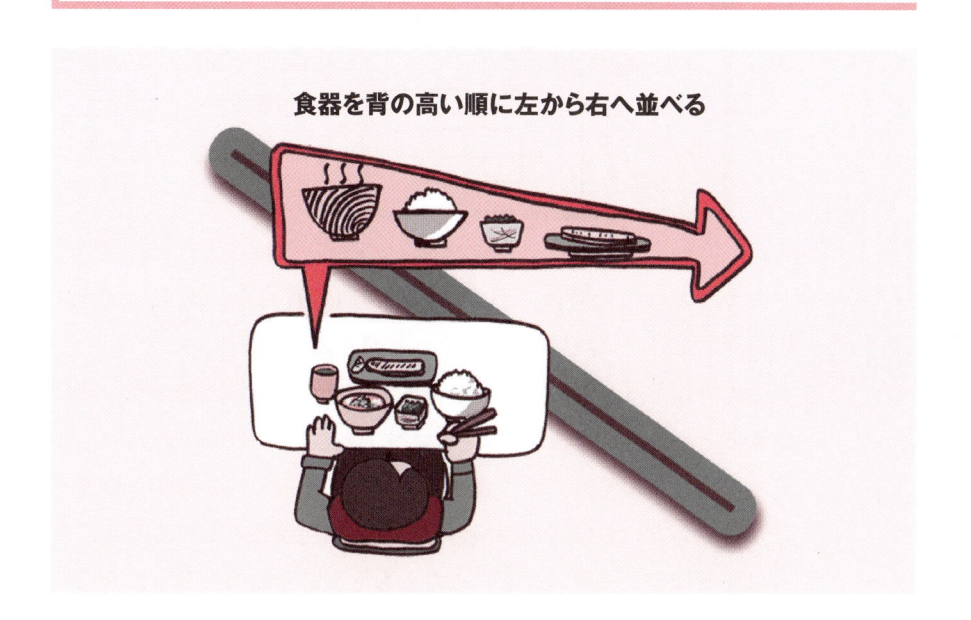

食器を背の高い順に左から右へ並べる

キレかかったらどうするか？

　生活障害については1年365日、毎日何回もこうしたことがあるのですから、家族介護者にストレスが溜まっていくだろうことは想像できます。ご家族とお話ししていると、「怒ってはいけない。優しく対応しよう。否定してはいけないことはわかっている。わかっているけど、やっぱり私はキレて怒ってしまう。でも、べそをかいている母の顔を見るのも嫌なら、何といっても自己嫌悪に陥るのが一番嫌だ。普段頑張って95％いいことをしているのに、5％怒り狂うことによって、自分自身を否定的に捉えてしまう。だから、いかにしてキレずに平常心でいるかということが課題だ」と、皆さんおっしゃいます。

　予想もしなかったことが起きて狼狽するあまり、我を忘れて暴力につながる怒りが込み上げる経験を何度もされています。そこで、私はこうしている、という話になったのです（次頁図8）。

　「本人の姿が見えないところへ行くことです。別の部屋でもいいし、外へ出てしまってもいい。本人の顔を見ないようにします。同じ質問を何度も繰り返

図8 キレかかったらどうするか？

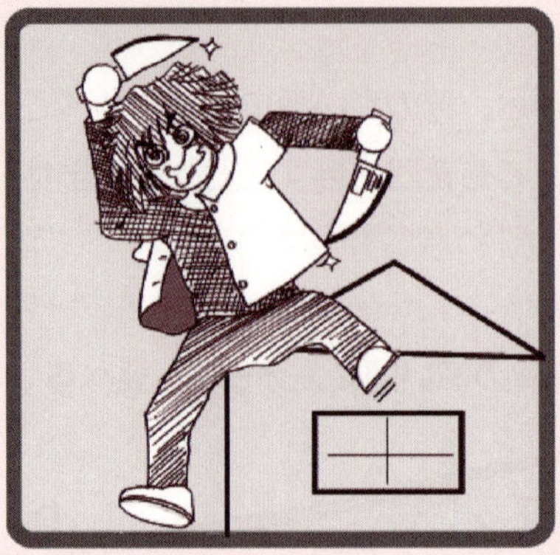

予想もしなかったことが実際に起きてしまって、狼狽するあまり我を忘れて暴力につながる怒りがこみ上げて来る経験を何度もしています。

日頃からそうなったら何をするかと考えておくと「一番楽」です。

されカッとなった時は、おうむ返しに同じ質問をします。『今日は何曜日？』と聞かれたら、『今日は何曜日？』と聞き返します」

この方はもっと面白いことを言っています。もっと腹が立つ時は、褒め殺しをするというのです。「お母さん、すごい。何て記憶がいいの。世界一の天才じゃない」なんて言えば、普通は「おちょくっているのか、おまえ」と怒りますが、その方のお母さんの場合、もう認知症が進んでいるから、褒め殺しをすればするほど上機嫌になる。こちらもそうした皮肉をたっぷり言うと、少しスカッとして実害なし、だそうなのです

それから、これも実践している方が多かったのですが、怒って本人の手を叩くのではなく、自分の手や頭を叩いたり、あるいは自分の太ももを力いっぱいつねって、相手に見せます。そうすると相手は驚いて、「何でおまえ、そんなことをするの。どうも自分が悪かったようだ。だから、もうそんなことはしないで、やめて」と言われると、少し胸がすっきりしますと。つまり、自分を傷つけるより我慢することの方がもっと難しいという訳なのです。

まとめ

以上をまとめますと、BPSDは対応の仕方次第と言われるけれども、BPSDの現れ方は、認知症の原因疾患によって違います。重症度によっても、もちろん本来の性格、性別によっても異なります。そして、薬が効くもの、効かないものがある。

そういう中で、BPSDを受け止める側は、既に普段の生活行為でイライラが溜まっている。そこにBPSDが起こると爆発する。思わぬことをされて怒り

が込み上げてくる、ということを考えると、生活行為の障害を援助してあげることが大切だと思います。つまり、今ご紹介したような失敗を予防する、あるいは二次災害を起こさない、広げないという技術論を集めていくことが大切なのではないかと思うのです。

　私自身、恥ずかしながら、こうしたことを知ったのはつい1年ほど前のことです。それだけに、かかりつけのお医者さん、あるいはホームヘルパーやケアマネジャー、ご本人の生活に関わる人たちの連携の中で、そうした技術論を練り上げていき、より普遍的なものにしていくことが必要だと思います。

　イラストは山崎聖子さんが書いてくださいました。感謝いたします。

第6章

BPSDの評価と診断、治療・ケアのコツ

熊本大学大学院生命科学研究部脳機能病態学

池田　学

第6章　BPSDの評価と診断、治療・ケアのコツ

熊本大学大学院生命科学研究部脳機能病態学　池田 学

中核症状とBPSD

　認知症の症状については従来、脳の疾患、病変そのものから起こってくる記憶障害や失語、失行、失認等のいわゆる認知機能の障害を「中核症状」という言葉で表し、身体状態や介護者との関係、生活環境と中核症状との相互作用で起こってくる精神症状や行動障害を「周辺症状」（あるいは「随伴症状」）という言葉で表して、両者を対峙して考えてきました（図1）。

　精神症状や行動障害については、介護をする上で問題になる、治療が困難であるとして、「問題行動」という言葉で表す傾向もありました。しかし、「問題行動」というのはあくまで介護者、治療者の側からの見方です。認知症の方には当然何らかの理由があって精神症状や行動障害が起きているのだから、もう一度冷静・客観的に見直して適切な治療やケアをしようと考えられるようになってきたのです。

　そして1990年代半ば、国際老年精神医学会で、「認知症に伴う行動・心理症

図1　認知症の症状

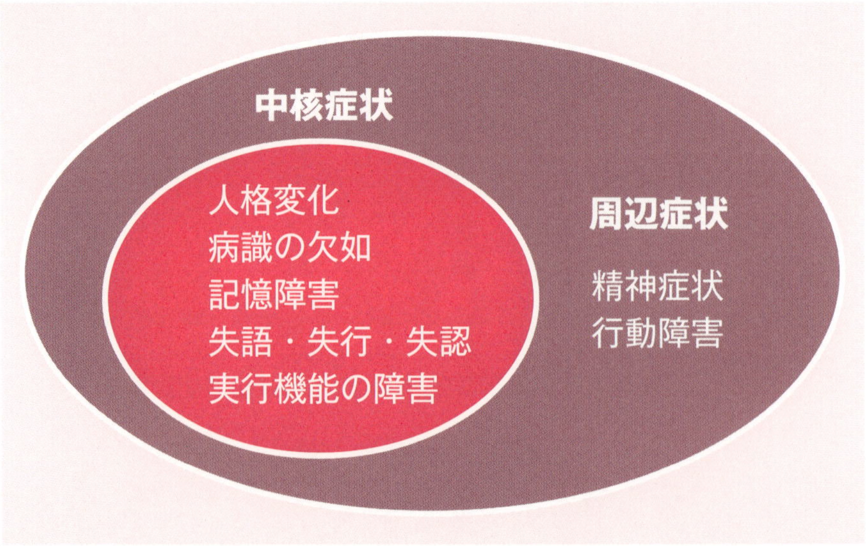

中核症状
人格変化
病識の欠如
記憶障害
失語・失行・失認
実行機能の障害

周辺症状
精神症状
行動障害

状（Behavioral and Psychological Symptoms of Dementia)」という概念が出てきました。最近では盛んにBPSDと呼ばれていますが、それまで「周辺症状」と言われてきた精神症状、行動障害とほぼ同じ内容です（**表1**）。

表1 BPSD

心理症状	行動症状
・妄想 ・幻覚 ・睡眠障害 ・抑うつ ・不安 ・誤認	・身体的攻撃性 ・徘徊 ・不穏 ・焦燥 ・逸脱行動・性的脱抑制 ・落ち着きのなさ ・叫声

　それでは、なぜBPSDは重要なのでしょうか。認知症の方にBPSDが出ると、さまざまな影響が出てきます。例えば、BPSDのない方と比べ、入院・入所が明らかに早まってくるといったエビデンスがあります。本人だけでなく、介護者のQOLまで下がってくると当然、入院・入所が早まり、薬物療法も行われるようになるので、コストも増加します。そして、介護者の直接的なストレスが増え、さまざまな薬物や入院・入所の影響などで認知症の方の認知機能も低下するといったエビデンスが出ています。

BPSDに対する介入の原則

　BPSDに対する介入はどうあるべきでしょうか（**表2**）。最初のステップとしては、当然のことですが、BPSDを正確に評価する必要があります。BPSDは、1人の方についてもさまざまなものがさまざまな程度に出現してくるので、どのような種類のBPSDが出ていて、どのくらいの重症度なのか。それは突然出てきたものなのか、長い経過の中でゆっくり出てきたものなのか。また、それぞれのBPSDに対して介護者はどのくらい負担を感じているのか、といったことを客観的に評価します。

　そして、多様なBPSDの中でも、本人のQOLを下げているものはどれか。

表2 BPSDに対する介入の原則

・BPSDを正確に評価する
・標的症状を厳密に定め、理論的仮説から治療方法を選択する
・まず、非薬物療法を検討し、効果が不十分な場合に薬物療法を検討する
・標的症状の治療効果を的確に評価できる尺度を慎重に選択する

介護者の負担が大きくなって、放置すれば施設入所せざるを得なくなるようなものはどれなのか。そうした標的となる症状を厳密に定め、理論的仮説から治療方法を選択するステップが必要になります。

現在BPSDに対して保険適用のある薬は、日本だけでなく世界中でほとんどないと言っていい状況です。したがって、現時点ではまず非薬物療法から検討する。そしてそれが効果不十分な場合、薬物療法を検討する、というステップを踏む必要があります。

非薬物療法に関しても、実はそれほどエビデンスはありません。したがって、我々治療者が今行わなければならないのは、標的症状の治療効果を的確に評価できる尺度を慎重に選択しながら、各治療者が行う治療方法を客観的に評価して、互いに評価し合ってエビデンスをつくっていくこと、そのような段階にあると思います。

認知症の診断におけるBPSDの重要性

表3は、認知症を疑って高齢の方が来られた時に、私が行っている診断と治療のステップです。まず、その方が本当に認知症なのか、慎重に診断する必要があります。このことは意外と強調されることが少なく、教科書にも数行書かれている程度ですが、極めて重要です。うつ病やせん妄、老年期妄想症などの精神症状が前景に出てくる病態と、認知症に伴う精神症状とを慎重に鑑別する必要があります。それにより、治療法も予後も変わってきます。

表4は、認知症に必ずしも伴わない、薬剤性せん妄の原因となる薬物の例です。例えば定型の抗精神病薬による治療過程で精神科医がほぼ自動的に使っていたような抗コリン薬や抗不安薬のような神経系作用薬は、当然せん妄の原因になりやすい。しかし、神経系の薬剤だけがハイリスクなのではなく、β遮断薬や利尿剤なども高頻度にせん妄を起こします。したがって、一見認知症に

表3 認知症の診断と治療のステップ

認知症であるか否かの診断 ・認知症と間違えやすい状態（正常老化によるもの忘れ、うつ病、せん妄、健忘症、失語症、老年期妄想症など）との鑑別
認知症の診断と治療 ・認知症の原因となった病気の診断 ・疾患別の治療とケア
病態（障害）の診断とケア ・病態（障害の内容）を詳細に評価 ・包括的なマネジメント

表4　薬剤性せん妄の原因となる薬物

神経系作用薬
　・抗パーキンソン薬、抗コリン薬
　・抗不安薬
　・抗うつ薬

循環器用薬
　・ジギタリス、β遮断薬、利尿剤

消化器用薬
　・H_2遮断薬

抗癌剤
ホルモン剤
　・ステロイド

表5　認知症の原因疾患

根本的治療が困難な疾患
　・アルツハイマー病、レビー小体型認知症、前頭側頭型認知症などの変性性疾患

予防が重要な疾患
　・多発性小梗塞、脳出血、ビンスワンガー病などの血管障害

治療の可能性がある疾患
　・正常圧水頭症、慢性硬膜下血腫、脳腫瘍などの外科的疾患
　・甲状腺機能低下症、ビタミン欠乏症などの代謝性疾患
　・脳炎、髄膜炎などの炎症性疾患
　・廃用症候群（他の認知症に合併することが多いので注意が必要）

伴うBPSDに見えても、薬剤性せん妄も疑って診断していく姿勢が重要です。そうした薬剤を整理するだけで、実は認知症ではなかったというケースはしばしば経験されます。

　以上のようなものを除外した上で、認知症にほぼ間違いないということになれば、次は認知症の診断と治療のステップに進みます。認知症の原因となった病気の診断に入るのですが、ここでもBPSDの評価が非常に重要です。後述するように、例えばレビー小体型認知症や前頭側頭型認知症の場合には、むしろ精神症状や行動障害が診断の大きな手掛かりになるため、BPSDを適切に評価できなければ診断もできないということになってしまいます。また、これらの認知症では、BPSDを適切に評価できなければ、治療やケアの計画も難しくなります。

　認知症の原因疾患は非常に多く、医学生の教科書レベルでも**表5**のような疾患があります。1つ目のグループは、高頻度に見られるアルツハイマー病、レビー小体型認知症、前頭側頭型認知症などの変性性疾患で、現時点では根本的治療が困難な疾患であり、むしろBPSDの治療・ケアが医療的介入の主た

る目的になってきます。

　2つ目は、早期に診断・治療を開始できれば十分進行の予防、あるいは発症の予防ができるという、多発性小梗塞の後遺症を中心とする脳血管性認知症です。

　3つ目は、全認知症の10〜20％ほどですが、現時点でも十分治療の可能性がある疾患。正常圧水頭症、慢性硬膜下血腫などがあります。

脳血管性認知症のBPSD

　脳血管性認知症では、血管障害の数や大きさ、部位によって多彩な症状が出現しますが、頻度の高いBPSDは無為・無関心です。例えば、家族やヘルパーが傍にいれば、ちゃんと料理も掃除もできるのに、前頭葉機能が落ちているために、自分から計画を立てて段取り良くすることは全くできないという方に対して、「能力があるのにやらない。さぼっているんじゃないか」と家族は苛立つようになります。しかし、そのまま介入せずに放置すると、どんどん廃用症候群が進んでいきます。脳梗塞ができなくても脳の機能は落ちていく。まずは身体機能が落ちていき、寝たきり状態になったり認知症が重度化します。

　しかし、この状態に誰かが気付いて、介護サービスを利用してデイサービス、デイケアで徹底的に活動性を上げれば、個々の認知機能はよく残っているので、見かけ上の症状は改善していきます。

　この時主治医は、この方は脳血管性認知症で、意欲の低下、無為・無関心という精神症状が前面に出てきているので、とにかく集中的に活動性を上げてほしいと、ケアスタッフに依頼する必要があります。ケアスタッフがそれをきちんと理解して介入ケアを行えば、症状は改善していきます。ここが大事なポイントです。

　脳血管性認知症はただの廃用症候群ではなく、**表6**のような血管障害の危険因子を持つ方が多いのです。高血圧や糖尿病、脂質異常症などの生活習慣病

表6　血管障害の危険因子

・喫煙
・大酒
・高血圧
・糖尿病
・脂質異常症
・心臓病
・痛風　　　　　など

をいくつも持っている方もいるので、BPSD はもちろん、これらの危険因子の内科的な管理が非常に重要となります。これは医療の側の役割だと思います。もう1つは、意欲の低下、無為・無関心から廃用症候群が起こってくるのを防ぐための環境調整を徹底的に行うこと。これは、介護の側の役割だと思います。医療と介護が両輪となって回り、初めて脳血管性認知症は予防し得る認知症となるのです。

アルツハイマー病の BPSD

　治療が困難な認知症の代表は、アルツハイマー病（AD）です。AD は進行と共にびまん性に脳が萎縮していきますが、ほとんどの方で海馬周辺、すなわち側頭葉の内側領域から AD の病変が始まってくることがわかっています。この側頭葉内側領域は人間にとって重要な記憶の中枢であるため、AD の初発症状はほぼ間違いなく記憶障害となります。

　しかし、一般に考えられている以上に、AD は BPSD が初期から高頻度に出てきます。うつ状態は 20～40％以上の AD に出現すると言われており、特に若年性 AD ではしばしば SSRI などの抗うつ薬による治療が必要になります。無為・無関心は、脳血管性認知症と同様、AD でも非常に高頻度に出てきます。記憶障害などの認知機能障害に隠れて目立ちませんが、家族から詳しく情報を得ることができれば、病初期から老人会など社会的活動への参加が減少し、趣味も少しずつ減っていることが明らかになります。

　AD の方を丁寧にフォローしていると、約半数に何らかの妄想が出てきます。その中でも、圧倒的に多いのがもの盗られ妄想です。「誰かが自分の金品を盗んでいる、嫁が貯金通帳を隠してしまった」といった妄想ですが、これはしばしば治療の標的になります。

　それは、頻度の高さと、妄想の攻撃対象が主たる介護者になることが多いからです。独居の場合は、親切な隣人やヘルパーがしばしば攻撃対象になります。さらに、この妄想の重要な点は、比較的初期の AD に出現することです。ほぼ ADL は自立している段階なので、うまく妄想に対処できれば、また何年も楽しく家族と自宅で暮らすことができるのです。一方、ここで介入に失敗すると、ほぼ ADL が自立しているにもかかわらず、長期間の入院・入所を余儀なくされてしまいます。

　対応の手順としては、まずこのような症状の特徴を初診あるいは2回目の診察時に家族に説明しておくことが有効です。まだ妄想が出ていない、初期の

ADという診断結果を家族に説明する際に、「あなたのお母さんは初期のADで、もしかしたら1年か1年半くらいすると、身近で世話をしているあなたが、財布を盗んだとか印鑑を隠したと攻撃されるかもしれません。それは、あなたが一番介護を一生懸命されている証拠で、対策は十分ありますから、その時は早めに来てください」と話しておきます。予想される症状やそのメカニズムを事前にきちんと説明しておくと、介護者は十分余裕を持って対応できるようになります。もの盗られ妄想の30％程度は、このような介護者教育だけで乗り切ることができます。

　それでも症状が激しく対応が難しい場合は、介護保険のデイケア、デイサービスを可能な限り利用します。毎日のように使えれば、物理的にADの方と介護者の起きている間の接触時間が半分以下になるので、それだけで妄想が消退し、日常生活では大きな支障を来さなくなることも多いのです。

　なお対応が困難で激しい場合、初めて非定型精神病薬を用いた治療（適応外使用）を検討することになります。

　ADの方の在宅生活が破綻する原因となるBPSDで、もの盗られ妄想と並んで多いのが、夜間の徘徊です。近年、高齢者が昼間は1人、あるいは配偶者と2人で過ごす家庭が非常に多くなっていて、昼間うとうとと過ごし、夜になって目が冴える昼夜逆転が起きやすい環境があります。ADの方は散歩が大変好きなので、昼夜逆転すると、夕方目が冴えてから出かけようとする。ところが、視空間認知の障害が起こっているので、昼なら何とか家に帰れる方も、夜はほぼ100％帰り着けないということで、大問題になるわけです。

　熱心な家族は初めのうち、夜の散歩に毎晩、仕事から帰宅後に付き合っていますが、すぐに限界が来るのは目に見えています。これは一見、介入が難しく、例えば薬物療法はほとんど使えません。昼夜逆転している方にぐっすり寝てもらうには、かなり大量の抗不安薬が必要で、せん妄を起こしやすく、中途半端に効いた場合、それでも徘徊に出ていこうとして転倒し、大腿骨頭などの骨折が起きます。しかしよく考えてみれば、ベースにあるのは昼夜逆転なので、昼夜のリズムを再構築することで十分対応が可能になります。

　さまざまな方法がありますが、例えばショートステイを1週間から10日使うことも有効です。介護スタッフに背景を徹底的に説明しておき、昼間声をかけてもらって寝かせない。自然に十分疲れてもらい、夜ぐっすり眠るということを1週間続ければ、自宅に帰って、仮に徘徊が残っていたとしても昼の徘徊になります。夜は家に帰ってこられない方も、昼間なら夜よりさまざまなサービスが手厚くあるので、乗り切れる可能性が高くなります。

レビー小体型認知症のBPSD

次に、レビー小体型認知症（DLB）について述べます。

DLBは、一見ADに似た進行性の認知症疾患ですが、認知機能が激しく変動するのが特徴です。はっきりしている時は、認知症ではないようにしっかりしていますが、状態が悪い時は、せん妄状態と言わざるを得ないというように、1日の中で状態が入れ替わります。そして、ありありとした具体的な幻視が出て、内容の半分程度は覚えている。他の認知症と比べ、飛び抜けて幻視の頻度が高い。多くの方で、遅かれ早かれパーキンソニズムが出てくるのも特徴的です。ADより高頻度に体系的、系統的な妄想も出てきます。

被害妄想の頻度もAD同様高いのですが、夫を別の男の人と間違う、子どもを父親と間違うといった誤認妄想が特徴的に出てきます（図2）。幻覚は幻聴や体感幻覚、場合により幻臭も出てきますが、幻視が圧倒的に多いのです。

また、DLBは、抗精神病薬をはじめとする薬物への感受性が高いという特徴があります。薬物療法が非常に難しく高度な技術も必要となるので、きちんとADと区別しておく必要があります。

精神症状のほか、DLBでは転倒が多いという特徴もあります。転倒の要因を調べてみると、パーキンソニズムや姿勢反射障害の強さ、抗精神病薬投与の有無は関係がない。関係していたのは、認知機能障害の変動です。認知機能障害が悪化した時に精神症状が出て転んでいます。例えば、蛇や虫などのありありとした幻視に怯え、急にベッドから起き上がって転んでいる、といったこと

図2　幻覚・妄想の種類

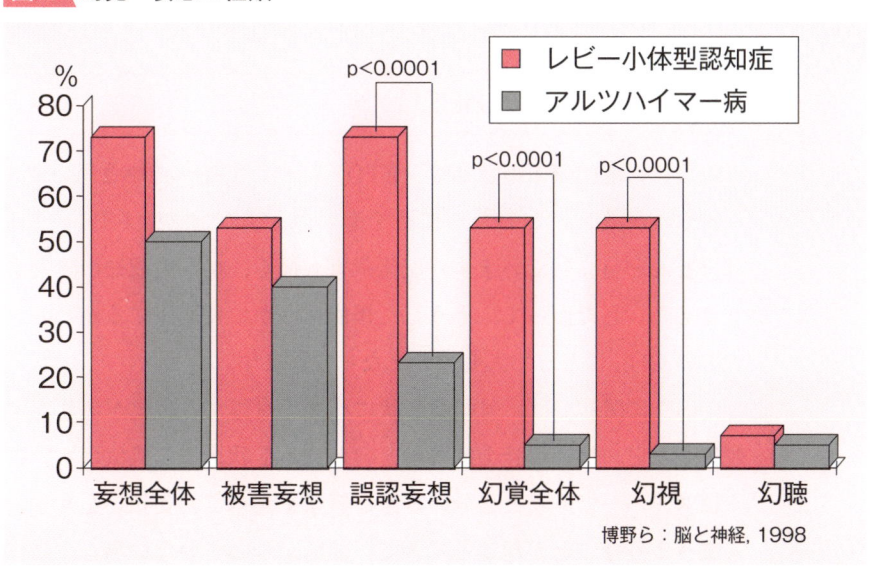

博野ら：脳と神経, 1998

がわかってきました。

それでは、DLBへの介入はどうしたらいいのでしょうか。DLBのBPSDに対してドネペジルなどのアセチルコリンエステラーゼ阻害剤が有効であるというエビデンスが蓄積されてきています。これは、この系統の薬剤が見つかった時から言われていたことですが、DLBの方の脳では、ADの方以上にアセチルコリン系の障害が重度なのです。2000年に英国のマッキースが、120例でリバスチグミン二重盲検試験を行い、実薬投与群で幻覚、妄想、注意機能障害が有為に改善していると報告しました。前後してドネペジルの症例報告やケースシリーズも数多く出ています。そして現在わが国で、ドネペジルを用いたDLBのBPSDに焦点を当てた臨床試験が行われています。私の経験では、ドネペジルないし抑肝散でDLBの精神症状の70〜80％は何とかコントロールできるという印象を持っています。残り20〜30％は、非定型の抗精神病薬を使わざるを得ません。症例報告レベルで最もエビデンスが積み上がっているのは、クエチアピンです。錐体外路症状が一番起きにくいと言われています。

それでは、非薬物療法はどうでしょうか。DLBではパーキンソニズムを伴う方も多いので、歩行訓練や作業療法のメニューを、その方の認知機能の変動に合わせて考えることが非常に重要です。これは当然といえば当然で、すべての認知症のケアにつながってくることですが、特にDLBの場合、しっかりしている時間帯も必ずあるので、その時間帯を狙って行う。そして、認知機能のレベルが低下して、せん妄状態のような時には、転倒しないよう寄り添っているだけでも十分ということです。そうしたことを主治医から介護者やケアスタッフにきちんと情報伝達しておくことがポイントです。

前頭側頭型認知症のBPSD

最後に、前頭側頭型認知症（FTD）について述べたいと思います。

BPSDが激しいとそちらに目を奪われがちですが、FTDの初期ではADLはほとんど自立しています。記憶障害も軽く、視空間認知の障害もほとんどありません。したがって、そうした機能をいかに長く保てるかということも、その方のQOLにとって大変重要となってきます。

BPSDに関しては、前頭葉症状にうまく対処する必要があります。初期には脱抑制など一般に反社会的行動と言われる症状、全く悪気はないのですが、例えばスーパーで堂々と自分の好きな饅頭を食べて、支払いをせずに帰ってきてしまうようなことが起こってきて、診断がついていない場合、しばしば社会的

なトラブルになります。

　また、常同行動がしばしばみられます。前述した例でも、同じ時間に同じスーパーに行って同じ饅頭を食べていました。食行動異常も初期から見られ、甘辛いものを大量に食べるなど、過食や嗜好の変化が起こってくるので、肥満や糖尿病もケアの上で大きな問題になることがあります。過食、嗜好の変化、食習慣の常同化は約9割に出てくるため（図3）、それらを適切に評価するだけで、十分ADと鑑別できます。BPSDに対しては治療も非常に重要ですが、BPSDを適切に評価することによって正しい診断ができていく、という意味でも重要であることを強調しておきたいと思います。

　FTDは徘徊も多く、同じ時間に同じコースを歩くような周遊行動がみられます。軽症の場合、例えば朝6時に起床し、6時半にテレビをつけ、7時から炊事、9時に同じスーパーに行くといった、時刻表的な生活と言われる常同行動が出てきます。

　ただ、そうした初期の状態でもよく観察すると、無関心、自発性の低下といった症状が混在しています。例えばセルフケアや、周囲で起きている出来事には無関心です。症状が前頭葉全体に広がっていくと、むしろ自発性の低下や無関心が前景に出てきて、ケアのポイントが移っていきます。

　次に、FTDの治療とケアのポイントを述べます。少なくとも初期には、脳の後方部や海馬の機能はほぼ保たれているため、前述したように、さまざまな認知機能は保たれ、ADLも自立しています。したがって、それを強化・維持することを目標の1つにする必要があります。確かにBPSDが激しいとケア

図3　食行動異常の頻度

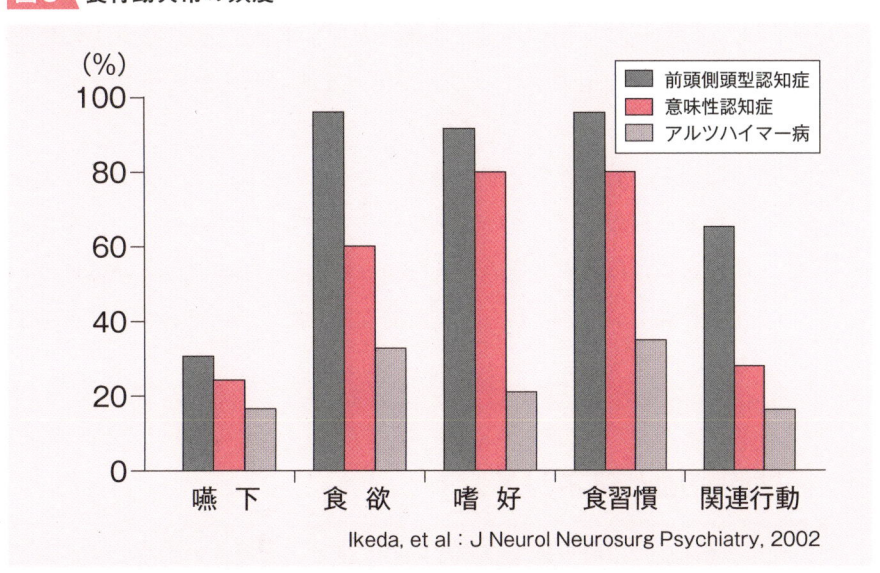

Ikeda, et al : J Neurol Neurosurg Psychiatry, 2002

は大変ですが、決してそればかりに目を奪われず、保たれた機能をいかに保つかが重要なポイントかと思います。

　特に男性の場合、入浴拒否が在宅介護の破綻に結び付きやすいことがわかってきています。FTDは若年性の発症が多く、男性が多いので、奥さんの力では入浴させることができません。2カ月も3カ月も入浴しないので、たまりかねて施設入所や入院を考える、というパターンが結構多いことがわかってきました。そこで、ごく初期の、ほぼADLが自立し、十分自分で準備して自宅のお風呂に入れる状態の頃から、デイサービスを曜日を決めて週2回ほど使い、入浴の習慣をつけていきます。すると5～6年経ち、ほとんど発語がなくなった状態でも、パターン化された記憶はよく保たれているため、デイサービスの日にはちゃんとバスを待って自分で出かけ、穏やかに入浴して帰ってくる、ということができるようになります。つまり、在宅生活で重要なことを早期からイメージして、時刻表的行動パターンに入れ込んでいくという行動療法的なアプローチが有効なのです。

　また、スーパーでの万引きのように反社会的な常同行動が起こってきた場合には、短期間の入院・入所で環境を集中的に変えてしまうことも有効です。例えば精神科の治療病棟に1ヵ月ほど入院させて、入院中から昼間はデイケアで過ごすような生活パターンが構築できたら退院させ、翌日から重度認知症のデイケアに毎日来てもらえば、反社会的行動は自然に消失していきます。

　ただ、常同行動を変えようとする場合、本人にかなりストレスがかかります。この時衝動的な行動も出現しやすいので、SSRIをごく少量使って緩和しますが、新たな適応的な常同行動が出てきたら、薬はすぐやめます。FTDでは、セロトニン系の異常が指摘されています。SSRIを上手に使えば、過食や常同行動なども緩和することができます。適応外使用ですが、こういうことも、今考えられつつあります。

　しかし、若年性の発症の場合、こうしたケアの工夫だけでは不十分です。若年性認知症の方は一家の大黒柱で、子どもがまだ小学生、中学生という方が多く、家族はほとんどその収入に頼って生活しています。あるいは、子育ての最中の母親もいることから、経済的支援、働き場所を含めた包括的支援が必要になってきます。

包括的評価とマネジメント

　認知症は治療可能な認知症以外、ほとんど慢性の疾患ですから、いったん罹

ると15〜20年、本人も家族も病気と向き合っていくことになります。同じAD、同じFTDでも、病期により症状は変わっていくので、医療側が支援すべきポイントも変わり、包括的マネジメントが必要となります。それは地域ごとに行う必要があるため、かかりつけ医やケアマネジャーの役割が非常に大きくなるのです。

　BPSDの評価は重要ですが、一方で、実際に介護している人たちの介護力を正しく評価する必要があります。例えばBPSDは比較的軽くても、90歳を過ぎたご主人が80代後半のADの奥さんを介護している場合と、働き盛りの40代のお嫁さんが介護している場合では、介護力が全く違うわけです。

　つまり、客観的評価ではそれほど厳しくないBPSDでも在宅介護の破綻につながる場合もあり、我々が見て結構大変そうなBPSDでも、十分な介護力や地域の受容度があれば、実はそれほど大きな問題なく、不要な薬物も使わずに対応できることがあります。それらを包括的に評価した上で、BPSDへの介入を考えていくことが必要です。

コラム

医療・介護における reversible dementia の気づき

医療法人社団三歩会おくむらクリニック

奥村　歩

コラム　医療・介護における reversible dementia の気づき

医療法人社団三歩会おくむらクリニック　**奥村 歩**

はじめに

　従来、認知症のような症候を呈するものの、変性疾患ではなく、慢性硬膜下血腫のように、手術などの加療で症状を改善させることが期待できる病態は、「treatable dementia」と呼ばれてきました。しかし、ドネペジルの開発や介護のサイエンスの進歩などにより、今やアルツハイマー型認知症（AD）もレビー小体型認知症（DLB）も「treatable dementia」となっています。

　認知症新時代を迎えた現在、「treatable dementia」という言葉には、さらなる違和感を覚えます。そこで、監修の本間 昭先生からの助言も受け、本稿では慣習で「treatable dementia」と呼称されてきた病態を「reversible dementia」と表現させていただきます。

　認知症を診ている医療・介護スタッフの多くが、reversible dementia は稀有な病態であると考えていらっしゃると思います。reversible dementia は、AD や DLB に類似する臨床症状を呈してきますが、根本の症候が異なります。認知症のように、その症候を中核症状と BPSD に分離して考えるべき疾患と reversible dementia は別物である、と考えられても当然です。

　慢性硬膜下血腫や脳腫瘍などの reversi-ble dementia は、画像診断さえ行えば迅速に解決、何より病初期に一度 MRI を撮って除外しておけば、その後は念頭に置かなくてよい、と考えられる傾向にあるのではないでしょうか。

　当コラムにより、認知症にかかわる皆様が reversible dementia にも興味を持ち、より身近に感じていただくことができれば幸甚です。

reversible dementia を心の片隅に

　精神科・内科系の先生方は、認知障害で発症した脳腫瘍・慢性硬膜下血腫などの reversible dementia は、頻度としてはそんなに多くないものと認識されているかもしれません。しかし、神経外科医が加わった多科共同のもの忘れ外

来の記憶障害を主訴とした連続400例のうち、71例（17.8％）に特発性正常圧水頭症（idiopathic normal-pressure hydrocephalus：INPH）が疑われ、そのうち14例（3.5％）で確定診断を得たとの報告があります[1]。

私のもの忘れ外来では、reversible dementia は、毎年約12〜16％で推移しています。そして、INPH はそのうち約4％を占めています。

reversible dementia は AD などと比べ、認知機能障害が急速に進行することが教科書的には特徴とされています。AD の場合、ご家族が初診時に、「そう言えば2、3年前から少しおかしなもの忘れがあった」と申告されるのに対し、reversible dementia では、「去年の12月ぐらいから普段と様子が違ってきた」など、発症時期が比較的特定できるケースが多い。これは、認知症とうつ病性仮性認知症における発症様式の違いと類似していると言えるでしょう。

さらに、急速な認知機能の低下に伴い、身体的な麻痺や言語障害、歩行障害などを合併する場合は、強く reversible dementia を疑う根拠とされています。ただし、中には reversible dementia らしからぬ、認知症のようにゆっくり症状が進行して、身体症状が軽微なケースも多く見られますのでご注意を。以下に実例を提示します。

図1のケースは、前頭前野の髄膜腫という良性腫瘍です。こうした腫瘍も運動野や言語野に発生すると早くから身体症状が目立つため、発見が迅速になされます。しかし、前頭前野に発生した場合はそうはいきません。実際、このケースも約3年前から、AD の診断の下で治療されていました。偶然、けいれ

図1　前頭前野の髄膜腫

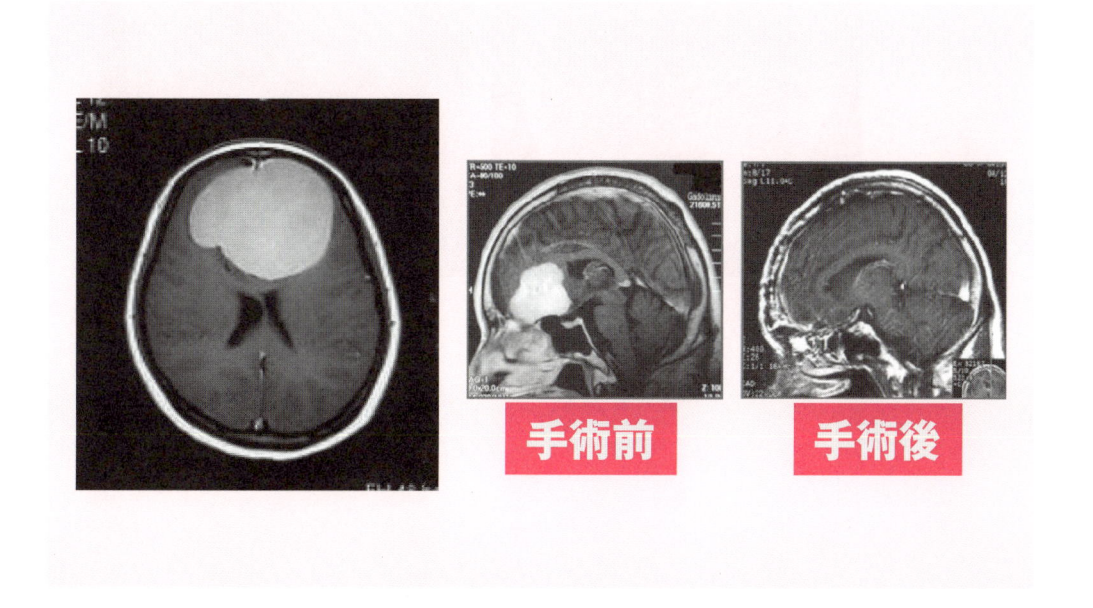

んを起こして初めてMRIが撮影され、脳腫瘍が発見されました。術後、認知機能はすっかり回復されています。

　慢性硬膜下血腫は、reversible dementiaの代表格でしょうか。ご本人が60代など比較的若いと、1〜2ヵ月前の頭部外傷の既往を覚えていて申告してくれます。そして、頭痛がひどくなった、手足がしびれるなど、ご本人にも病識があります。ご家族も、動作の鈍化や歩行障害などの異変に気づき、緊急性を認識します。予約が多く3カ月待ちのもの忘れ外来の順番を待つ方はおられません。

　しかし、高齢の方の慢性硬膜下血腫は、いかにも認知症のような発症様式で症状が出てくる場合があるのです。比較的ゆっくり認知障害のみが進行し、しかも、ご本人は記憶障害のために頭部打撲の既往を忘れてしまっている。症候学のみでは、認知症と極めて鑑別が困難な場合があります。特に、両側性の慢性硬膜下血腫の場合、片麻痺や歩行障害などが出現せず、臨床症状はゆっくり進行する認知障害のみという場合も多い。さらに、両側性ではmidline shift（画像の左右のゆがみ）が生じないため、CT撮影でも見落とされることがあります（図2）。

図2　両側性慢性硬膜下血腫

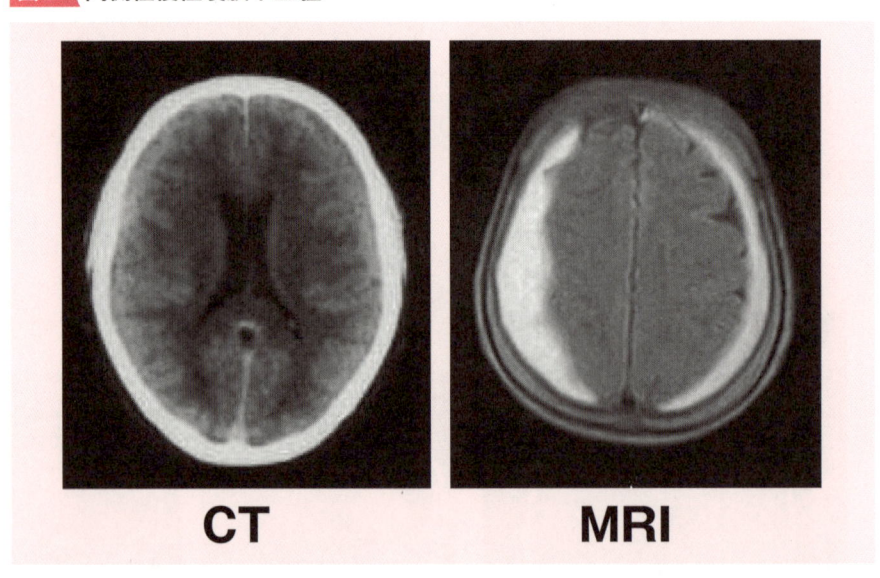

　以下、有病率が高いと推定されながら、診断が難しいINPHの症例を提示します。

症例Ⅵ：当初DLBと診断されるもINPHで術後軽快

― Profile ― 70代の男性。主訴は「もの忘れ」。昼間の覚醒レベルが低下し、注意力・集中力も低下してきた。動作も緩慢になり、午前中、特に調子が悪い。本人には病識あり。ご家族によると、「最近よく転ぶ。ボーッとしていて元気がないかと思えば、突然、火のついたように興奮する」ということで、総合病院を受診。尿失禁や幻視、REM睡眠行動異常などは認めていなかった。

― 経　過 ― 総合病院で、MMSE（Mini-Mental State Examination）21点。見当識障害は認めるが、エピソード記憶障害、視空間認知障害の程度は軽度。立ち上がる時や歩行開始時に不安定で、軽度パーキンソニズムあり。MRIで慢性硬膜下血腫、脳腫瘍、水頭症などのreversible dementiaは否定。MRIでの統計学的画像解析で海馬近傍の病的萎縮があり、SPECTで頭頂側頭葉を中心とした血流低下と読影（前頭前野にも低下領域を認めた）。心筋シンチグラフィでH/M比の低下を認める。DLBと診断され、ドネペジルを内服するも改善せず。認知機能・歩行機能が悪化し、当院受診。

図3 特発性正常圧水頭症の脳画像所見

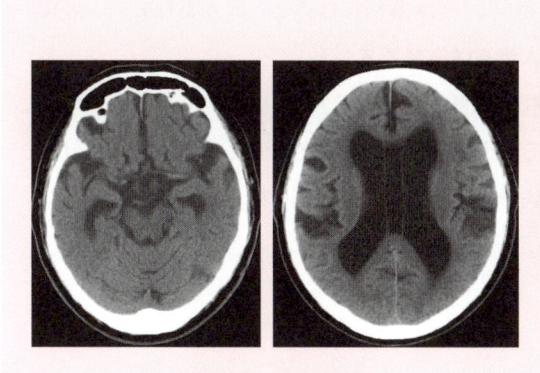

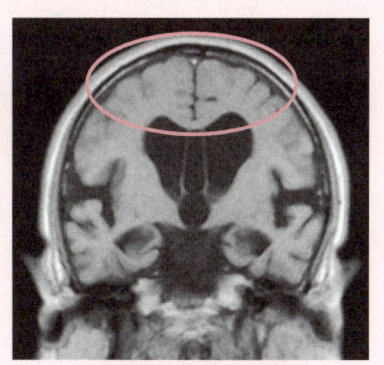

CT水平断　　　MRI冠状断

　日常生活の状況はアパシー（抑うつとは若干異なる意欲低下、無関心）様。リバーミード行動記憶テストや遂行機能障害症候群の行動評価などを施行。ご本人の認知機能障害の中核はエピソード記憶の遅延再生の問題ではなく、ワーキングメモリの低下と判断。地面に張り付くような歩き方で、歩幅は小さく、股を少し広げてペッタン、ペッタンと歩く（small magnet broad-based gait）。拍手や目印などでペースを作っても、うまく歩けない。アパシー、歩行障害は、起床時や昼寝の後に増悪しているとの情報。軽度心不全を認

める（心筋シンチグラフィの異常の原因の可能性）。脳画像所見は、CT 水平断では脳室拡大は軽度。海馬、海馬傍回も萎縮しているようにみえる。しかし、MRI 冠状断では腹側部で脳溝は拡大しているものの、高位円蓋部と大脳縦列の脳溝は狭小化している。AD や DLB の所見とは異なり、脳脊髄の頭蓋内還流に問題がありそうな所見であった（前頁図3）。

　INPH を疑い、タップテスト（髄液排除試験）にて腰椎穿刺で髄液 30cc 排除後、歩行障害が改善し、陽性と判定。L-P シャント術施行。術後、認知機能も軽快。ご本人は、「（術前は）うまく歩けないし、おしっこがすぐ漏れそうになるので、やたらとイライラした」と回顧していた。

症例を診る視点

①念頭に挙がらない疾患は診断されません。
②診断基準やガイドラインにある認知障害、歩行障害、排尿障害という抽象化された言葉では、症候のイメージはつかみにくい。一度でも典型的な症例を経験する必要があります。「百聞は一見に如かず」です。
③診察室のみで症候を把握するのには限界があります。ご本人の生活の場での情報が必要です。
④MRI や SPECT などの統計学的画像解析には落とし穴があります。認知症の診断で画像診断の一人歩きは厳禁です[2)3)]。
⑤INPH の画像診断は、MRI 冠状断が有用です。
⑥後で診る医者は強い。DLB にドネペジルの反応性が悪い例はあまりありません。薬の反応性から、病態を見つめなおす勇気を持ちましょう。

Point 👉

○ INPH の認知障害は、前頭葉機能に関係したものが主体です。アパシー、注意力・集中力の低下、ワーキングメモリの機能低下による認知機能障害で、初期にはエピソード記憶、視空間認知の低下は目立ちません（AD などとは対照的）。
○ 歩行障害は、歩幅の減少、足の挙上低下、歩隔の拡大が三大特徴。動作の開始や転換が困難になります。座位から起立したり、歩行時の方向転換にてこずります。歩行障害も認知機能障害と同様で、前頭葉機能の失調とも考えられます。
○ 尿失禁は「わかっちゃいるけどやめられない」。本人はトイレで用を足したいのですが、尿意を覚えてからトイレに辿り着くまでの排尿抑制ができません。歩行障害

も関係しています。早期からみられる場合もあり、トイレの場所がわからなかったり、判断力の低下からくる症状ではありません。
○ DLB と INPH の鑑別に悩んだ場合、診断的治療としてドネペジルを試すのも一法です。ドネペジルが「のれんに腕押し」の場合には、INPH を考慮します。

古くて新しい reversible dementia, 正常圧水頭症

　症例に示したように、INPH の臨床像は、DLB に非常に類似しています。DLB の疾患概念が最近確立されてきたのに対し、正常圧水頭症は決して新しい疾患概念ではありません。1965 年、Hakim らが、認知障害、歩行障害、排尿障害の三徴候があり、脳室拡大を認め、手術で症状が改善する疾患であると報告しています。

　正常圧水頭症は、2 種に分類されます。先行する髄膜炎、くも膜下出血など原因が明らかなのは二次性の正常圧水頭症。それに対し、原因が明らかではないのが、いわゆる INPH です。わが国でも 1970 年代、この「手術で治る認知症」が相当注目されました。「手術で認知症を治そう」として、過剰にシャント手術がなされた時代があったのです。ところが、手術では臨床症状が改善しない症例が多かった。当時は症候学的にも神経画像的にも、AD を診断する文化が未熟だったのです。AD でも、脳委縮により相対的に脳室拡大しますので、前述した症例でも示したように鑑別が困難です。当時は恐らく、日本では少ないとされていた AD、あるいは DLB に INPH と診断が下され、手術が行われてしまったのではないでしょうか。それでは治るはずがありません。INPH を巡っては、そうした血塗られた過去があったのです。その影響で、INPH には手術は無効、という誤解がはびこってしまいました。

　しかし、手術で劇的に治る症例は少なからず存在します。21 世紀、認知症の新時代を迎え、最近では的確に INPH を早期診断・治療しようということで、診療ガイドラインができあがりました（次頁図 4）[4]。

　どのような病気でも、進行して、その特徴がすべて揃えば診断は容易になります。INPH でも、典型的な三徴候が揃い、明らかな脳室拡大があれば診断は容易でしょう。しかし、かなり病状が悪化した段階の INPH では、手術が行われ歩行障害は改善しても、認知機能障害は回復しないケースも多いのです。認知機能を守るには早期診断が必要となります。手術で治る INPH に辿り着くに

図4　特発性正常圧水頭症診断ガイドライン

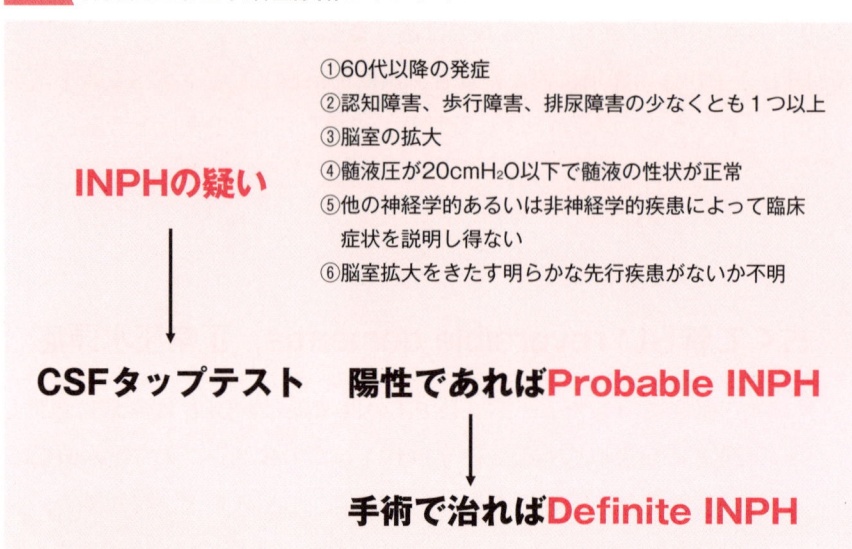

INPHの疑い
① 60代以降の発症
② 認知障害、歩行障害、排尿障害の少なくとも1つ以上
③ 脳室の拡大
④ 髄液圧が20cmH₂O以下で髄液の性状が正常
⑤ 他の神経学的あるいは非神経学的疾患によって臨床症状を説明し得ない
⑥ 脳室拡大をきたす明らかな先行疾患がないか不明

↓

CSFタップテスト　　陽性であれば**Probable INPH**

↓

手術で治れば Definite INPH

は、認知機能障害でも歩行障害でも、疑わしきはタップテストを、ということになってしまうのですが、髄液穿刺は侵襲的です。タップテストをする前に、必ずMRI冠状断のチェックやドネペジルの試験的投与も検討していただければと思います。

reversible dementia は、忘れた頃にやってくる

　DLBと確信する方のBPSDが突然悪化した時、皆さんは、どのように対処されるでしょう？BPSDの薬物療法が上手な先生は、「不適切な薬剤の減量ができないか？」「ドネペジルを10mgに増量したほうがよいのではないか？あるいは、3mgに減量したほうがよいのか？」「こういう不穏興奮には、リスパダールを0.5mgだけ使ってみよう」などと思われるでしょうか。

　これらの対応が功を奏し、ご本人がハッピーになれば問題はありません。しかし、ご本人の不穏が軽減し、介護者はハッピーになったものの、ご本人がその方らしくなくなってしまった時、医師は考えます。今までそれなりに落ち着いていたご本人に、薬が使用されて不自然になってしまったのはなぜなのか。

　私はよく、BPSD悪化の原因として、DLBの方の慢性硬膜下血腫に遭遇します。いつもなら、ショートスティ入所の興奮時に使われる少量のリスパダールで、ほどよい心の平静を取り戻されたDLBの方。今回は、薬がいつもより効き過ぎ、過沈静で、動作が著しく鈍くなってしまった。DLBの方は、よく転倒されます。慢性硬膜下血腫は、軽く頭を打っただけでも、発症の引き金に

なります。目撃情報がなくても、手足の黄ばんだ痣が1ヵ月前の頭部打撲を物語っているのかもしれません。MRI撮影してみると、立派な慢性硬膜下血腫ということがあります。

認知症の場合、「定期的に胸部レントゲンやMRIを撮るべきである」ということではありません。かかりつけ医や介護者がご本人と意識を共有する視点が、研ぎ澄まされた洞察の原動力になるものと考えます。

BPSDをきたすご本人に共感する達人であるかかりつけ医や介護者が、今までになく難渋する時、一つの視点として、身体的合併症の出現への考慮が重要です。その一つとして、忘れた頃にやってくるreversible dementiaをお忘れなく。私たちは、頭蓋内のたった30mlの血腫や脳脊髄液環境のわずかな変化で「人が変わってしまう」のです。

文献

1) Bech Azeddine R, Waldemar G, et al：Idiopathic normal-pressure hydrocephalus. Evaluation and findings in a multidisciplinary memory clinic. Eur J Neurol 8：601-611, 2001
2) Nakayama N, Okumura A, et al：Relationship between regional cerebral metabolism and consciousness disturbance in traumatic diffuse brain injury without large focal lesions. an FDG-PET study with statistical parametric mapping analysis. J Neurol Neurosurg Psychiatry 77：856-862, 2006
3) Nakayama N, Okumura A, et al：Evidence for white matter disruption in traumatic brain injury without macroscopic lesions. J Neurol Neurosurg Psychiatry 77：850-855, 2006
4) 日本正常圧水頭症研究会：特発性正常圧水頭症診療ガイドライン, メディカルレビュー社, 2004

認知症 BPSD

～新しい理解と対応の考え方～

定価（本体1,800円＋税）

2010年4月5日　第1版

監　修　本間 昭・木之下 徹

発行者　梅澤俊彦

発行所　日本医事新報社　www.jmedj.co.jp
　　　　〒101-8718　東京都千代田区神田駿河台2-9
　　　　電話（販売）03-3292-1555　（編集）03-3292-1556
　　　　振替口座　00100-3-25171

印　刷　日経印刷

©本間 昭・木之下 徹　2010　Prited in Japan
ISBN978-4-7849-5361-5　C3047　¥1800E

JCOPY <（社）出版者著作権管理機構 委託出版物>
本書の無断複写は著作権法上での例外を除き禁じられています。複写される場合は、そのつど事前に、（社）出版者著作権管理機構（電話 03-3513-6969、FAX 03-3513-6979、e-mail:info@jcopy.or.jp）の許諾を得てください。